大是文化

冰人呼吸法

身體變暖的反常識，

肌力變勁爆、不感冒、
遠離高血壓和糖尿病。
醫學證實、運動員紛紛仿效

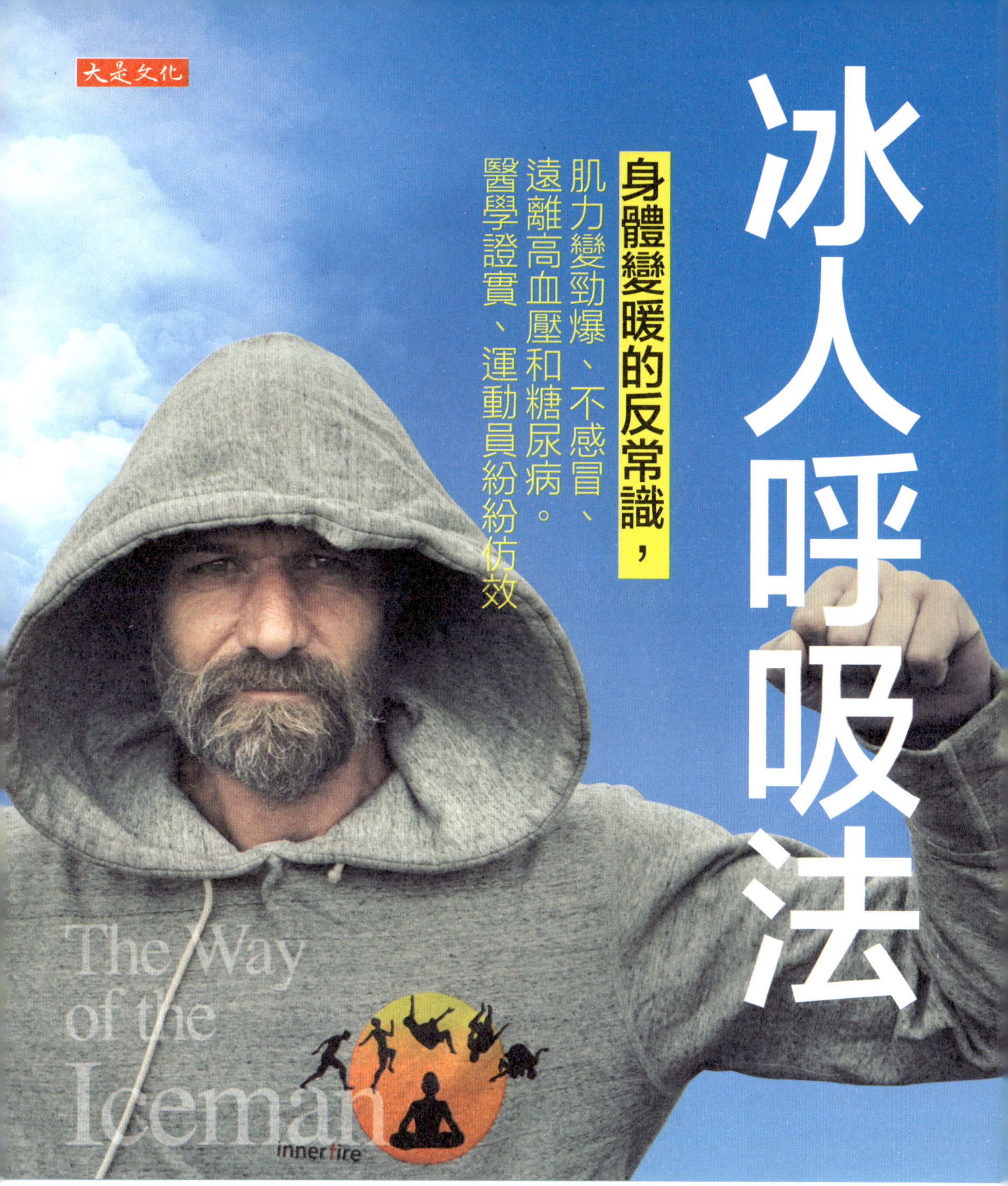

（原版書名：冰人呼吸法，我再也不生病）

冰人呼吸法發明者 文恩・霍夫（Wim Hof）& 荷蘭暢銷書作家 庫帝永（Koen de Jong）著

吳宜蓁 譯

CONTENTS

第6章 誰最適合用這套方法？

健康的人更能精神百倍／運動員都藉此減少肌肉疼痛／
在吃高血壓藥前，先試試看冰人訓練／
癌症病患長期訓練，竟減少癌細胞擴散／
控制炎性蛋白已是事實，服用發炎藥物前先三思／
冷訓練怎麼對付風溼病？／
案例研究：拒絕服用藥物卻生不如死，怎麼辦？／
冰人呼吸法對克隆氏症患者的療效／
案例研究：每天下班都筋疲力盡，原來也是種病／
對抗憂鬱症，自然療法比吃藥更有效／
氣喘是防禦機制，要根治先學習正確呼吸／
關節炎不是只有年長者、肥胖者得到／
糖尿病和肥胖的關聯性／
肥胖者想輕鬆減肥，得練習燃燒棕色脂肪／
為什麼會慢性疲勞？原來休息時也在燃燒能量／
冰人呼吸使用者熱情分享／

（原版書名：冰人呼吸法，我再也不生病）

推薦序一

以過敏角度來看，冰人訓練帶給我的改變，比瑜伽還多

Corey Wu
Yogi Ocean 瑜珈海洋師資培訓總監、台灣火箭瑜伽創始人

近百年來為了追求舒適，人類發明各種不同禦寒的科技（暖氣、衣服的料子等）。從我有記憶開始，就不斷的有人提醒我：衣服要穿暖，別把自己曝露在寒冷中。不論我去哪，都會記得多帶件衣服、把自己包得緊緊的；冬天我們也會開暖氣，讓身體保持在舒適的狀態，好像這樣才能對自己的健康負責。

因此，「寒冷」在大多數人眼中是負面的、應該避免的。而在追求舒適的過程中，我們漸漸疏離大自然原本賦予人類的力量。

我們跟一萬年前、那些不靠任何科技就能抵禦風寒的祖先相比，身體構造並沒有很大的不同，透過「控制」、「循序漸進」的曝露在寒冷中，可以帶回多數人已經遺忘的、疏離的「原力」。

二〇一五年，在泰國帶領瑜伽師資訓練時，一位來自荷蘭的學生，介紹冰人呼吸法給大家。一開始覺得這個呼吸法非常極端，甚至有些瘋狂，但深入了解後，就深受裡面的科學吸引，之後也參加了本書作者文恩・霍夫為期十週的訓練。

我本身有嚴重的鼻子過敏及氣喘，從我有記憶以來，換季就必定要去耳鼻喉科報到，身上也有一些異位性皮膚炎，所以不管去哪一定要帶著抗組織胺、類固醇，而且非常容易感冒。

自從把冰人訓練加入我的日常生活後，大大改善了我的過敏狀況，而且短短幾個月就有顯著的功效。之後，我竟然再也沒有吃過抗組織胺，也不太記得上次生病是什麼時候。**單以過敏的角度來看，冰人訓練帶給我戲劇性的改變，甚至比練瑜伽還要多。**

但是，這個訓練的確相當痛苦。我是一個非常怕冷的人，冬天也非常容易手腳冰冷，要我每天早上起來洗冷水澡，甚至還要加入寒冷曝晒（cold exposure），每次訓練前，心裡都經過一番掙扎。

但有趣的是，每次訓練後，我都會感激自己做了這件事。也許如此，冰人練習也被

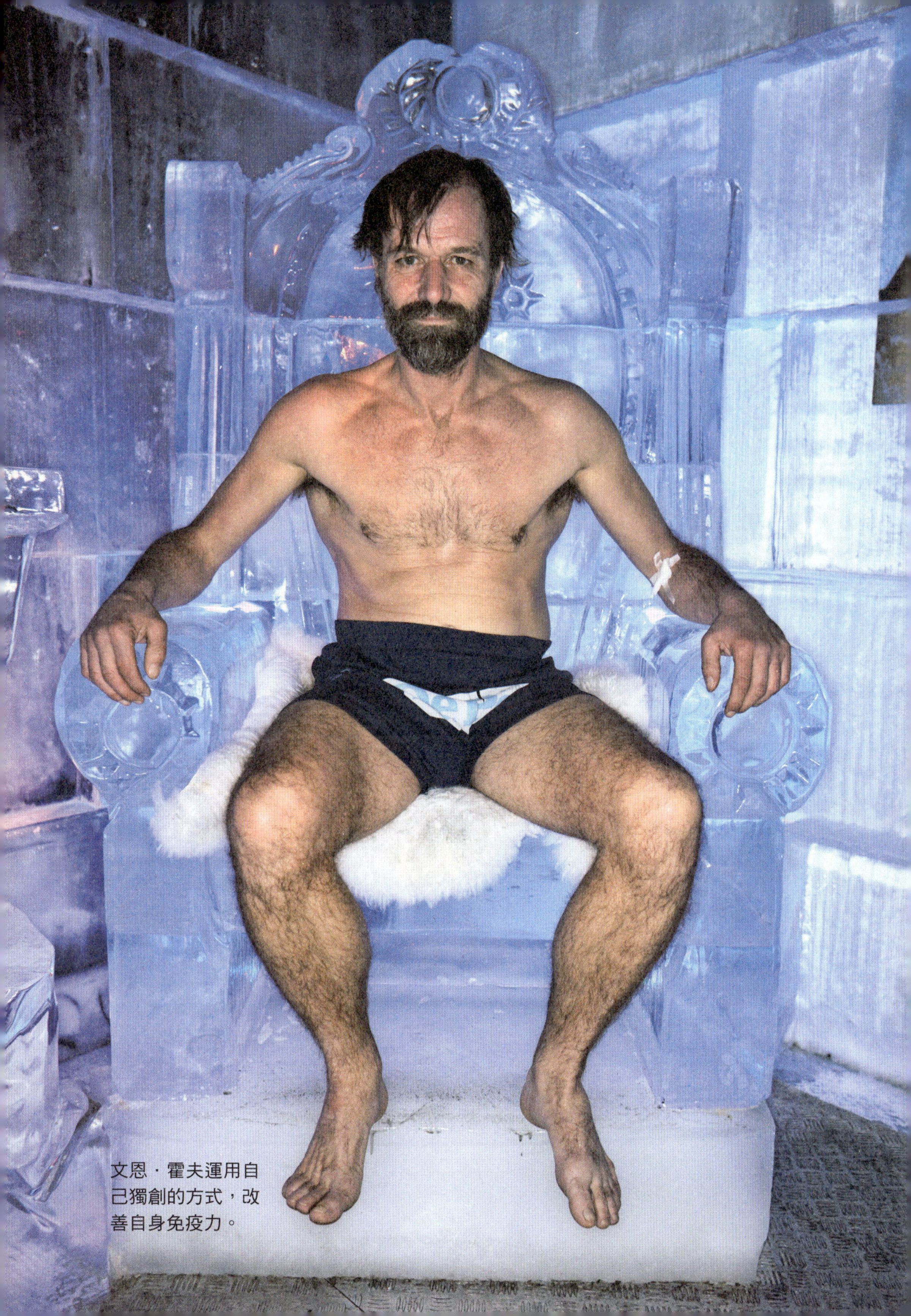

文恩．霍夫運用自
己獨創的方式，改
善自身免疫力。

稱為是一種心智的訓練。冬天早上醒來，心中總有一百個藉口，叫我不要去開那冷水，同樣的一百個藉口，也擋在你與成功之間。

冰人練習也是一種靈性的修行，這個非常類似西藏的一種內火（Tummo）修行（練習者會在非常寒冷的地方，把一條毛巾用冰水沾溼後，裸身披在身上，再透過特殊呼吸以及冥想的方式，把毛巾蒸乾）。個人也做過相當多的實驗，包括利用最新的腦波偵測儀，測試冰人與冥想心智的關係。實驗結果的確顯示，冰人訓練能夠激發我們腦部的專注力，以及直接體驗模式，進而降低讓你胡思亂想、過度思考的預設模式。

提醒大家一定要注意安全。**練習這個呼吸法，一定要在一個就算昏倒也是安全的地方**。冷訓練一定要循序漸進，一步一步來。這不是在比賽誰比較厲害、誰比較極端，而是適當的、有控制的訓練自己的身體及心理。

最後，我套用冰人說的一句話：「大自然是冷酷無情的，但也是最公平正義的。」（The natural is merciless but righteous.）

推薦序二

神經控制如同三軍統帥，若軍令不出，人體就會出問題

周適偉
社團法人中英醫院復健科教授醫師、台灣運動傷害防護學會理事長

對於一般人來說，冷訓練的過程還滿痛苦的，不過，冰人霍夫提供一個很好的入門方式，也就是「冰人呼吸法」。當冷接觸到身體時，引起的刺痛或不適感，會造成交感神經興奮、心跳加速，可以透過拉長呼吸，一吸一呼之間的停頓（憋氣），使得血液中的二氧化碳上升，活化副交感神經，讓心跳再次回降，藉此調控平衡交感與副交感神經的活性。因此，霍夫的冷訓練加上呼吸法，可以進一步「意識控制」原本自走或自控的自主神經。

為什麼調控自主神經的平衡那麼重要？因為人類的老化、失能失智、三高慢性疾病甚至癌症等，都與慢性發炎有一定的關聯。而霍夫的冷訓練、呼吸訓練加上意志力，似乎可以調控自主神經活性，進而影響發炎現象。然而，是不是能進一步影響人類的健康，還需要更多的理論相關研究，方可下定論。但是，一般總是先有臨床經驗的效果，才有相關基礎研究的驗證，霍夫法對於疾病健康的影響，或許正走在這一條路上。

在運動傷害處理的原則上，例如腳踝扭傷，傳統上總是認為，急性期約二十四到四十八小時之內施予冰敷，之後進入慢性期就改以熱敷，有時會施予冷、熱交替，使用不同溫度的敷法，其原理與目的都在調控血管的收縮與舒張，進而影響自主神經的活性。

我自己在臨床應用上，也與霍夫的方法不謀而合，不論急慢性的運動傷害，都給予冰敷或者冰水療，因為冰會刺激血管收縮，並降低發炎現象，冰敷後回到室溫，血管再次舒張，並帶走發炎因子，而血管收縮、舒張之間，就能達到消炎止痛與修復的效果。

不論冷敷、熱敷、或是冷熱交替敷，理論上都有溫差刺激造成血管收縮、舒張的效果。但是，**熱敷的溫差刺激都在室溫以上，冷熱交替敷則在室溫上下，兩者效果可能都不及冰敷在室溫以下的溫差刺激**。

書中提到，冷訓練能以漸進方式進行，霍夫建議準備一盆或一桶冰水，浸泡手或腳，而我在臨床上也常指導病患這樣做，出發點或許不同，卻有異曲同工之妙。由於肢體末端的神經較為豐富、血管也較為表層，因此對於冷的刺激可能較為敏感，血管及自主神經的調控也就更為明顯，這在臨床上對於手腕、腳踝的運動傷害，在消炎止痛及修復也得到很好的效果。

人體結構與運作環環相扣，包括神經控制、力學結構、代謝生理等，其中，神經控制就如同三軍統帥，若軍令不出，人體就會出問題，神經控制包括可控的體神經，以及自控的自主神經。

前者可以藉由意識，控制日常活動或運動的肢體動作，進而影響身體力學結構，例如關節磨損、肌少症、骨質疏鬆等，同時也影響代謝生理，例如糖尿病、高血壓、高血脂等；然而，身體的正常運作，還有一部分是自控的副交感神經，所謂「自控」是指無法隨自己的意識調控，但是它的重要性，之於體神經控制，可能有過之而無不及，例如心跳、呼吸、血壓、體溫，甚至疼痛等生命徵象，更影響其他生理變化。

因此，如何調控自控的自主神經，或許這本書、與冰人呼吸法都提供了可控的生理竅門，即冷訓練、呼吸訓練及意志力，讓讀者更能控制自己的身體運作。

推薦序三

冰桶挑戰風靡全球，無人挑戰冰人

傑西·伊茨勒（Jesse Itzler）
《和海豹特種部隊生活的三十一天》（*Living with a Seal*）作者

二〇一四年夏天，社群網路上曾經流行過漸凍人的冰桶挑戰。你還記得嗎？沒錯，我也記得。當時許多朋友、家人、名人和陌生人，都紛紛在社群網站放上挑戰影片，他們會拿一桶冰和水，舉到頭頂，然後倒在頭上。每個結果幾乎都一樣，當冰水接觸到挑戰者的皮膚時，他們會發出超高頻率的尖叫聲，然後衝到附近的樹叢裡。我必須承認，我也做了同樣的事。

全世界有超過一千七百萬人，參與了這個挑戰，但據我所知，沒有人點名文恩·霍夫。何必點他呢？因為一桶冰水澆在霍夫身上，就像在公園漫步一樣，無關痛癢；就算一輛卡車的冰塊倒在霍夫身上，也根本算不上挑戰。實際上，他還會很開心呢！這是他喜歡的事情。霍夫徹底翻轉了我們認為「很難」或「很不舒服」的事情，他以舒服的方式處在不舒服的環境中，這並不是因為他天生就跟我們其他人不一樣，而是因為他投入許多時間重新調節自己。

你可能在電視上看過他在冰水中游泳、赤腳在雪地中慢跑，或是看過他只花二十八小時，就登上覆蓋白雪的吉力馬札羅山頂，身上只穿著一條運動短褲和一雙運動鞋——這就是霍夫在做的事，也是他個人進步哲學的一部分，並且能靠學習而得。

我第一次知道霍夫這個人時，馬上就成為他的粉絲。他打破很多我一直深信不疑的「法則」，之後我開始閱讀他的所有書籍、影片，以及各種談論他的文章。還記得有一次他在影片中說，只要學會他的方法，每個人都能夠做到他在做的事，但我可不確定。

即使害怕也要信任身體

我向來深受生命力的吸引，就跟我們大部分人一樣，我有種內在的渴望，督促自己去嘗試，讓自己的生理、心理和精神方面都有所改善。這種渴望促使我僱用了一位美國海軍的海豹突擊隊員，和我同住一個月。同時，我也決定要在二十四小時內，跑一百六十公里，看看我自己的極限。

在這個過程中，我募得了數百萬美元的慈善資金，但對我而言，這件事的意義不僅如此。有人告訴我，這場馬拉松根本不可能做到，至少我做不到。所以，我要證明這些唱衰的人是錯的，而且也相信，唯一的方法就是測試我的自我極限。

因此，當我對霍夫的認識越多，就越深受其吸引。他有某些我想要的東西，但我不確定那是什麼，我必須去找出來。最後，我訂閱了霍夫的十週影片課程，學習他的漸進式呼吸、動作、瑜伽姿勢、冥想練習、曝露於冰冷中的練習，以及這個練習如何大幅提升他的部分生理、甚至是精神方面的機能。

接著，我買了個冷水浴缸，把溫度設定在大約攝氏十度❶，等待水溫慢慢下降。隨著溫度逐漸下降，這個浴缸越來越令人害怕，想到要把我的身體浸到冰冷的水中，就讓我思緒一片混亂、開始胡思亂想。浴缸溫度每十五分鐘就降低〇・五度，而每一度都使我恐懼加倍。幾小時後，溫度降到十度……是時候執行了。

當我把右腳放進水裡時，差點沒有辦法呼吸，感覺就像被格鬥選手尼克・迪亞茲（Nick Diaz）踢到肚子般。我心想：「天哪，這也太冷了吧！」然後告訴自己：「呼

①本書所提及之溫度皆為攝氏溫度。

吸，只要把你的小老弟浸到水裡就好，傑西和你都會沒事的。」隨著水碰到我的肚臍時，我深深吐了一口氣，然後放鬆肩膀。之後，便慢慢把身體放下去，直到水淹到我的下巴，一股奇異的平靜感充滿了我的心靈。我在水裡放鬆，感覺充滿精力。

頓時，靈感不斷的湧現，我最喜歡霍夫和他書中的部分，就是教導我如何信任自己的身體、克服恐懼，並給我最佳的成功機會。他將個人經驗與科學根據結合，使得這一切變得令人躍躍欲試。此外，還提供所有你需要自律、得到勇氣、活出人生的各種工具。霍夫可以說是漫畫角色水行俠（Aquaman），以及潛能開發大師安東尼．羅賓斯（Anthony Robbins）的混合體──他就是冰人。

推薦序四

如何控制「無意識的意識」？

馬蒂．加拉格爾（Marty Gallagher）
世界冠軍隊教練、國際舉重聯合會（IPF）世界大師級舉重冠軍
《有目的的原始》（*The Purposeful Primitive*）作者

「遲滯」一詞，通常用來形容動物的休眠狀態，當這個詞用在人類身上時，表示一種生理和（或）心理上的遲鈍、緩慢或慵懶的滿足感。富足的生活會產生遲滯，現代舒適的生活使我們陷入自滿的谷底，明明在不久之前，祖先還在靠高體能的工作生存，而現在，我們是靠頭腦過活。

這也使得我們嚴重忽視伸展四肢的重要性，因為工作完全不需要任何肢體活動，再加上健身房、健康和飲食計畫的出現，取代了耕田，以及因飢餓而生的奔跑遊戲。身為

一個物種，我們正在退化，身體變得越來越不重要，人類正過著根本不需要什麼肢體活動的舒適生活。

虛弱正是脆弱、肥胖、不舒服和疾病的起因。我們很弱，都陷在各自遲鈍、自滿的溫暖地帶：臉書刻意放大了人們的自我感覺，提供虛假的價值到生活中，導致人人活在虛擬現實裡，自認是真人節目裡的大明星——因此陷入了泥濘而停滯，必須被人從泥漿中猛拉出來。然後，我找到可以做這麻煩事的男人了。

法國作家亨利・特羅亞（Henri Troyat）曾形容俄國小說家列夫・托爾斯泰（Leo Tolstoy）：「他瞪著眼睛、鼻孔擴張、豎著耳朵、昂首闊步、大搖大擺的過每一天。」**霍夫的方法能讓你擁有這種豐沛活力**，感受當下這瞬間的美好，體驗這種難得且難以購買的原始心態。

身為一個運動員和教練，我花了一輩子的時間思考：提升專注力與人類表現的最佳方法是什麼。因為，國家和國際級程度的頂尖運動員，其需要的專注程度，是普通人永遠不會經歷或想到的。運動員沒有參考依據，只能靠身心合一，才能產生最好的表現。我想，所有認真的運動員都經歷過這種感覺：在經過密集且劇烈的訓練後，會沉浸在純粹喜悅和滿足的餘暉中。

我假設，激烈的訓練使人靈活運用內在空間，讓意識達到更高層次，而這正是高階冥想者所追尋及體驗到的意識狀態、種類和感覺。它能使意識大腦暫時短路，讓該運動員**（在不知情狀況下）達到冥想的進階狀態**。這種狀態可以說是一場意外，而想要一再獲得這種狀態，關鍵就是給自己一個非常嚴苛的生理任務——只有在身心靈合一的狀態下，才能達成的任務。

想讓身心合一，先讓腦袋閉嘴

要成功讓身心靈合而為一，就需要讓你那喋喋不休的大腦，和內在的評論家閉上嘴，別永無止境的叨念。只要我們的意識介入，就算是只有一點點，也會使得我們無法專注、集結出成功所需的精力。頂尖運動員總是給自己極為艱鉅的目標，只有真正且完整的身心合一，才能夠成功達到眼前的目標。

經過五十年來的激烈訓練，我可以經由生理活動，輕易達到這種「無意識的意識」。我可以**在每次健身時，喚起真實且原始的心靈恬靜**。

身為一個「運動和尚」和神祕主義者，我可以毫不猶豫的說，只要我繼續待在這種意識狀態中，無論是以人類或個人角度而言，我都處在自己的最佳狀態。這是生理學和心理學的涅槃，令人興奮且上癮。

在過去錯綜複雜的幾十年裡，我的挑戰變成：如何延長這種狂喜、充滿「光輝狀態」的時間？一旦進入這種涅槃狀態，要怎麼做才能停留久一點？

我還在持續努力，目前的策略是找到有吸引力的任務，完成後再轉到下一個，從健身訓練、寫作、烹飪、在樹林中跑步、聽音樂到深度閱讀……不斷找出有創造力的任務，一個接一個，然後晚上昏睡，進入再生的睡眠模式。醒來之後，繼續重複下去。

當喋喋不休的猴子腦回來時，喜悅狀態就結束了。印度哲學家克里希那穆提（Krishnamurti）曾一針見血的說過：「思想的停止就是智慧的覺醒。」（The cessation of thought is the awakening of intelligence.）只有當內在喋喋不休的傢伙，被狠甩一巴掌而安靜下來時，我們才能體驗真實——總在回到當下的瞬間展開，就像站在及膝的洶湧溪流中，只是你的生活總匆匆流過……。

如果你在思考，你就沒辦法抓住當下這一瞬間，就這麼簡單。意識思想會滲出一種墨色薄膜，模糊對真實的感知。但矛盾的地方在於，人無法用意識讓意識腦安靜下來，那樣只是重現出另一種意志力，以及其壓抑的形式而已，強迫出來的心靈沉靜，根本就不是沉靜。到了某些時刻，緊握的拳頭必須鬆開。

霍夫有一些不那麼複雜的方式，可以達到這種當下的極樂狀態。**接觸冷，會將你轉換到另一個意識更高的奇妙狀態中**，身體和心靈必須變形、融合，才能夠應付霍夫帶給你的艱鉅任務。

我的方式需要設備、強調專業，還要投入大量的努力和時間，但霍夫的方法讓所有人都能以更快、更簡單的方式，達到完美的當下。

「意志」是霍夫方法中的一部分，而他對於意志有獨特的定義。我要是夠大膽的話，真想要稍微改述他的定義，然後套用在我的世界裡。若一個人在接下來二十年，都可以站在冰冷的湖中，讓冰水淹到腳踝，且認為自己在做很了不起的事（某種程度上確實很了不起），那麼，這個涉水到腳踝的人，絕對比那些不敢冒險的人優秀。然而，為了獲得最佳的生理和心理結果，到了某個時刻，涉水到腳踝的人還是必須抱著意志，往前一躍！

真正的成功者是愛著訓練過程，而非掌聲

在我的世界裡，那些訓練到七〇％能力的人，就獲得自身能力的七〇％。因此，想掌握一〇二％的能力，就必須持續、重複的做。想要立即得到成果、追求進步，都要靠規律、經常和系統性的不斷練習，來超過目前的能力。舉重選手、特種部隊或菁英戰士，都能夠規律訓練，並時常命令自己做超出能力的事，對他們來說，這並沒有什麼大

不了，因為心靈的力量，正是這些人成為菁英的一大理由。

我曾經見識過意志力的完全展現，即舉重選手在訓練中刷新個人紀錄，以背蹲舉的方式，舉起兩百八十八公斤的槓鈴。他連續做到六次挺直身體，每一次的增重都令人極度痛苦，還伴隨著肢體崩潰的可能，然而菁英依舊可以逼迫、掙扎、擁抱那種痛苦。透過這六次背蹲舉，超越先前的最佳成績，就能得到最大的收穫，因為這個運動員已經將意志發揮到最大程度了。

而涉水到腳踝的人，到了某個時刻必須下定決心，抱著意志並（真的要）往前一躍、進入極度的冰冷中，全身心的擁抱它，才能夠吸收、理解完整的成果。一〇二％的努力需要我們突破已知、踏入深淵之中，敢痛苦掙扎、取得勝利。

對於霍夫法能得到的效果，比如驚人壯舉、醫學測試、學生的成功、減輕疾病和延長壽命等貢獻，其實都只是這些方式的結果而已。而我想要恭敬的指出原因，並建議大家帶著更珍惜的心態，深入了解霍夫法之所以有威力的原因。

你可以泡在冰冷的湖中，體會活在當下的真實喜悅，這可以當作是一種冥想練習，就跟坐在京都修道院裡靜心一樣，深刻且有效。這種公平且毫不留情的冰冷，讓你的身體受到強烈震撼，就像狠甩喋喋不休的大腦一巴掌，讓它靜默下來。

呼吸和冷就是原因，壯舉、檢查結果、健康益處都是結果。我的建議是，如果你深深的愛上原因，結果就會自然出現。在我的世界中，真正成功的人是那些愛上訓練過程，而不是愛著掌聲的人。

霍夫的工具就是呼吸和冷，會自動將你傳送到當下，並且調整身體到更高的意識狀態。你尋求的結果就在路上，在霍夫的每一次訓練過程中，你都有機會聯結到當下、達到更高的意識狀態，這豈不是很深遠嗎？

這些方法能到達心理上的涅槃，而且適用於每個人，並快速帶他們達到真實。所以，使用霍夫的方法去感受內在吧，加入我們，體驗活在沒有紛亂思緒、極度敏感、高度警覺、毫無壓力的轉瞬喜悅之中。三摩地（Samadhi）❷存在狀態，就是睜大眼睛、活在當下每個瞬間的意思。愛上這些原因，結果必然會呈現。

②佛教術語，指進入心不散亂的狀態。

各界讚譽

「多年來，我教導海豹部隊特殊的呼吸技巧，幫助他們在冰冷的海水中保持溫暖、在戰鬥中集中注意力，因此我可以證明霍夫方法的真實性和威力。霍夫的新書《冰人呼吸法》提供很棒的資訊，描述呼吸訓練以及簡單又強大的練習，能提升健康，帶你進入意識的中心。」

——**馬克・迪范（Mark Divine）**，前美國海軍海豹部隊指揮官，暢銷書《無法擊敗的心靈》（*Unbeatable Mind*）、《像海豹部隊一樣思考》（*The Way of the SEAL*）作者

「『智人』（Homo sapiens）這個物種，對環境有著獨特且悲慘的適應不良症狀。從心臟病、糖尿病到自體免疫失調的各種疾病，都是因為我們進化的自然世界，與現今所處的人工領域，彼此不協調而產生。

「霍夫教導我們把極端的自然環境當成老師，應當讚頌與諮詢，而不是當成該隔離的敵人，並藉此方法重新校準自己的身體。他的深入見解，呼應了我們早期狩獵採集的

老祖先精神，應該了解、接納自然世界的智慧，而不是試圖主宰和控制它。」

——**克里斯多福．萊恩（Christopher Ryan）博士**，《紐約時報》暢銷書《樂園的復歸？》（*Sex at Dawn*）作者

「我不斷尋找擴充我的大腦、身體和心靈的方式，而霍夫和《冰人呼吸法》正是我在尋找的！他告訴我們，人類的潛能沒有極限，所有人都可以做到心裡設定的目標。」

——**路易斯．豪斯（Lewis Howes）**，紐約時報暢銷書《培育偉大的學校》（*The School of Greatness*）作者

「霍夫的方法最令我著迷之處，是運用在運動員身上的潛力……這本書中的科學告訴我們，我們全都可以**增強身體的復原能力**，將疼痛的耐受度提到最高，**大幅提升體能值，甚至能控制發炎**……而且不需要借助有毒藥物。事實上，本書中提到的系統，可能正是訓練出體能更強、不需要藥物的運動員，其必備的關鍵因素。」

——**保羅．韋德（Paul Wade）教練**，《囚徒健身》（*Convict Conditioning*）作者

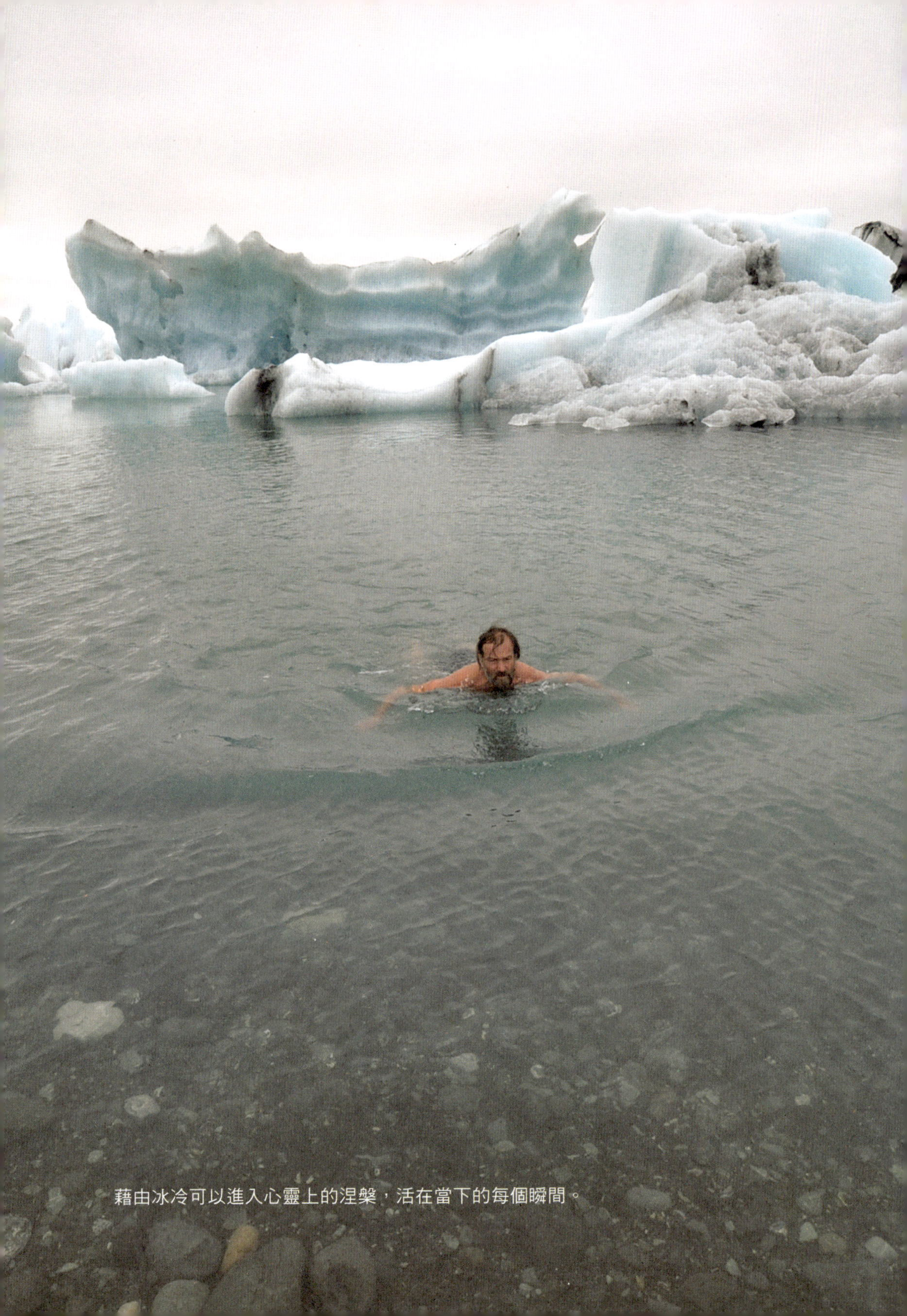

藉由冰冷可以進入心靈上的涅槃，活在當下的每個瞬間。

「我們生活在一個混亂的世代，每天緊湊的時間表、品質不良的睡眠、高度壓力、慢性疾病和傳染病，都在危害著我們的健康。我們的大腦和神經系統一直以來受到有毒環境的脅迫，總是處於高度警戒當中，對我們的生理和心理健康都有實際的傷害。

「霍夫的這本書，是獻給民眾健康的重要禮物，裡面的科學證據扎實，結果也能實際測量。在你看過他非凡的人生故事後，就能明確知道他既不是江湖術士，也不是黑心推銷員。經由多年的堅定意志和自我實驗，霍夫知道如何**有效的控制自主神經系統，這是一直被認為不可能做到的壯舉**。透過科學冷靜且審慎的查驗，擴大了我們對於『什麼是有可能』的認知。

「冰人呼吸法表面上很簡單，實際卻非常強大，這本書呈現的不只是科學框架，還有實際可行的步驟，讓你重新控制被環境挾持的大腦，增加對疾病的抵抗力，並開始由內而外的治癒自己。冰人呼吸法已經成為我日常健康計畫的基石，身為一個公共衛生醫師，我強烈推薦此書。」

——**克里斯多夫·哈迪（Christopher G. Hardy）醫師**，體能訓練專家、公共衛生醫師、整合醫學專家、《強壯靈藥》（*Strong Medicine*）作者

「《冰人呼吸法》是我這輩子第二本一拿起來，就從頭到尾讀完的書籍，因為書中對糖尿病、發炎和各種現代文明病的解釋相當簡易，讓我深受吸引。此外，討論飲食時，簡短的提到**『五小時間歇性斷食法』**，這是我第一次真正明白發炎是何等嚴重的事，也終於知道要怎麼處理它。

「本書裡頭提到的呼吸練習非常簡單，而且絕對可行。無論運動員還是教練，都會理解更新、更簡單的復原方法。雖然作者是個在冰底下游泳的人，但書裡沒有遙不可及的東西。他的方法非常簡單，而且相當優雅，實在太神奇了，我相信你會立即開始運用這些技巧。」

——**丹．約翰（Dan John）**，《傳奇教練丹約翰的肌力體能訓練金律》（*Never Let Go*）作者

「霍夫以人類歷史上的罕見方式，學會控制自己的生理機能。本書將介紹他的驚人技術並將其簡化，以便你改善自己的身心健康。我推薦你學習霍夫精通的獨特方法，為你的身體和生活增添活力。」

——**查德．華特布里（Chad Waterbury）**，神經生理學家、《肌肉大變革》（*Muscle Revolution*）作者

「《冰人呼吸法》非常引人入勝！許多人都熟悉冷訓練帶來的益處，包括增加體力、循環變好、改善情緒等，但是這個主題從未以這樣的規模呈現過！霍夫自身的傳奇，加上庫帝永的陳述，不只是仔細記錄霍夫此生的成就（像是只穿著一條短褲，在北極跑馬拉松！），還提供了實用、可行的方法，讓每個人都能運用。

「書中包含從漸進式冷水澡法，到呼吸技巧等各種內容，還談到冥想和靈性領域，但同時提出確切的科學證據，來支持這些說法。任何對生理文化有興趣的人，或是好奇人類極限在哪的人，都應該將把這本書帶回家。」

——**丹尼．卡瓦德羅（Danny Kavadlo）**，《力量法則》（*Strength Rules*）作者

「霍夫的技巧治癒了我的內心，這是其他事物都辦不到的，因為我試過所有方法了。此書應該要列為必讀書籍，這個世界才剛開始意識到霍夫帶來的超凡禮物。」

——**馬克．喬那（Mark Joyner）**，簡單學（*Simpleology*）創辦人

「身為一個喜愛打赤膊、做冬季戶外健美訓練的人，霍夫的極限壯舉立即吸引了我的注意。冰人呼吸法非常簡單，每個人都可以立刻開始練習，而且結果極為顯著，一旦

你開始練習，幾乎就能確定你一定會繼續做下去。」

——**艾爾．卡瓦德羅（Al Kavadlo）**，《街頭健身》（*Street Workout*）與《追求極限！》（*Pushing the Limits!*）作者

「霍夫第一次進入我的雷達是在幾年前，我聽說有個瘋狂的荷蘭人違背了生理法則，他能泡在冰水裡那麼長時間，卻不會失溫。這怎麼可能呢？他的體溫怎麼可能在整個過程中維持不變？

「這本書對於神經系統以及心靈的驚人力量，提供具有啟發性的見解。雖然它是拼圖中的一片，但別把這當成簡單的『冷療法』。這本書將**帶你清楚認識神經系統，以及這個人和他的追隨者如何學習控制它，且那都是以前我們認為不可能的事情**。因此，《冰人呼吸法》真的極其迷人。」

——**麥斯．肖克（Max Shank）**，終極運動學（Ultimate Athleticis）創辦人，《掌上健身房》（*Master the Kettlebell*〔大是文化出版〕）作者

「我在讀本書時，整個人充滿讚嘆和希望！霍夫將科學證據帶入我個人多年來深信，且一直教導學生的理論——關於呼吸練習、生物能量學，還有我們與靈性世界的聯

結。藉由替宗教解密，霍夫正代表這個新世界的真實性，因為沒有科學實證的靈性，就是落入迷信；沒有靈性的科學，則將人性降格至唯物主義的無意義中。」

——艾略特・霍斯（Elliott Hulse）

序　這方法真能用於工作、治療疾病嗎？科學證實

——庫帝永　本書作者

二〇一一年十月，我在網路上看到一段影片，內容是一位男人脫掉衣服，走進一個湖裡，地點位在冰島的冰凍湖泊，湖的周圍被冰雪覆蓋，我還看到旁邊有塊巨大的浮冰。這部片是英國廣播公司（BBC）拍攝的紀錄片，講述者說：「這裡的水溫低到可以在一分鐘內，奪去大部分人的性命。」但顯然不包括這個人。

他平靜的在水裡游了十五分鐘。我心想：「這傢伙瘋了！」但是，卻也引起我的興趣，這個人是誰？原來他的名字是文恩．霍夫。雖然，我並不知道他在冰水裡游泳的

意義，但還是大感好奇。於是接著看了另一支影片，這一次他在冰底下游泳。這更瘋狂了，也讓我繼續看下去他的每支影片：他裸著上半身，在雪地裡跑馬拉松；在沙漠中跑完半馬，途中完全沒喝水；坐在一缸的冰裡一小時又十五分鐘；只穿著短褲，就跑上了聖母峰。

看完半小時的各種影片後，我有個疑問：這怎麼可能？

霍夫解釋，他做的這些事情八〇%都和呼吸有關。什麼？過去十五年來，我一直在練習呼吸，而且還寫了一本關於呼吸的書，但是絕對沒有辦法在冰底下游泳，而不被凍死，這使得我現在更加好奇了。

霍夫的呼吸方法有什麼神奇效果，讓他可以完成這麼多別人無法做到的事？我真的很想要親自問他，便寄了一封電子郵件給他，但是沒有人回應；我又寄了一封，還是沒有回應；接著我寄了第三封，並且提到《喘息》（*Verademing*）這本關於呼吸的書，是我和布恩．巴克（Bram Bakker）一同撰寫，卻依然沒有回應。但是，嘗試到第六次時，我終於收到了回信。

霍夫的兒子以南．霍夫（Enahm Hof）解釋：「最近非常繁忙，而且太多人想要和霍夫談話。他們在拉德堡德大學醫學中心（Radboud University Medical Centre）❸進行研究，因此占據了很多時間。」

幸好，我可以直接過去和霍夫談話。我們約在阿姆斯特丹西側的一個地方會面，霍夫真誠的向我打招呼，他穿著一件T恤，上面寫著「今天沒有規定」（No Rules Today），很高興知道他除了違背生理法則之外，連一般規定也不遵守。

我們聊得非常開心，而且對話內容充滿啟發性。霍夫解釋了一些呼吸練習，我們當場就實際演練了一部分。令人驚訝的是，這還真的有效，它使我更加清醒、敏銳。他說，要讓人感覺很好，冷訓練本身扮演著舉足輕重的角色。

他那些耐寒的壯舉，不只展現自己的身體能發揮到何種地步，連「寒冷」本身也有作用。霍夫深信，冷訓練能提升身體健康，還能帶來許多好處。同時他也與我分享，他是如何發現這點，以及怎麼透過這些練習，幫助人們獲得極大的好處。

接著我問他，為什麼要展示這些極端的技巧？

他的眼神一亮，回答：「我們的呼吸是實體世界與靈魂之間的聯結。如果人類可以找回靈魂的途徑，就能夠贏得戰爭。」霍夫看到我臉上驚訝的表情，就大笑起來補充：「我是指和細菌、病毒的戰爭。」

③因為位於荷蘭奈梅亨市（Nijmegen），亦常稱奈梅亨大學。

這些極限壯舉不單是為了展示給大家看，他還想要讓人知道，人類身體可以做到什麼，不只他的身體、每個人都可以，包括你和我。**霍夫從來沒有生過病，很多人也都覺得他的方法比藥物還有效**，但是一直都不清楚為什麼會有效。而現在，霍夫知曉數十年的祕密，最近終於被科學證實了。答案就是：我們可以控制自己身體的自主神經系統（autonomic nervous system，簡稱ANS）❹。

荷蘭的拉德堡德大學醫學中心研究霍夫的方法，想知道這方法對新陳代謝疾病，像是風溼病❺和克隆氏症（Crohn's disease）❻的意義；對健康的人來說，又有什麼意義；它能夠多提供人類多少能量；霍夫可以在雪地中跑馬拉松，但是我們這些普通人又該如何運用；這些能量能否運用於工作；可以治療第二型糖尿病嗎？這聽起來簡直好到不像真實。

霍夫希望他的方法可以征服世界，而我就是那個心甘情願的白老鼠，開始做他的呼吸練習：不斷冰浴、練習強化我的意志，並寫下這一系列的體驗，也訪談許多開始使用這方法的人。這本書就是這些經驗的紀實，當然還有霍夫方法的技巧、背景和基礎。

寫作時，我主要使用「我們」作為主詞，因為這本書是根據我們兩人的心血，所撰寫而成，霍夫主要是提供實際的知識。偶爾，我會使用第一人稱，因為我想要以觀察者的角色觀察霍夫。所以現在你清楚了，「我們」就是霍夫和庫帝永，而「我」就是我，庫帝永。

希望各位讀者能享受閱讀這本書的過程，也祝你洗冷水澡順利。

---

④自主神經系統調節你的體溫、心跳、血壓、呼吸，決定血管是擴張還是收縮，換句話說，就是身體裡所有自主發生的反應。

⑤以肌肉、關節疼痛為主的一類疾病。

⑥發炎性腸道疾病，可能影響從口腔至肛門的任何部位。

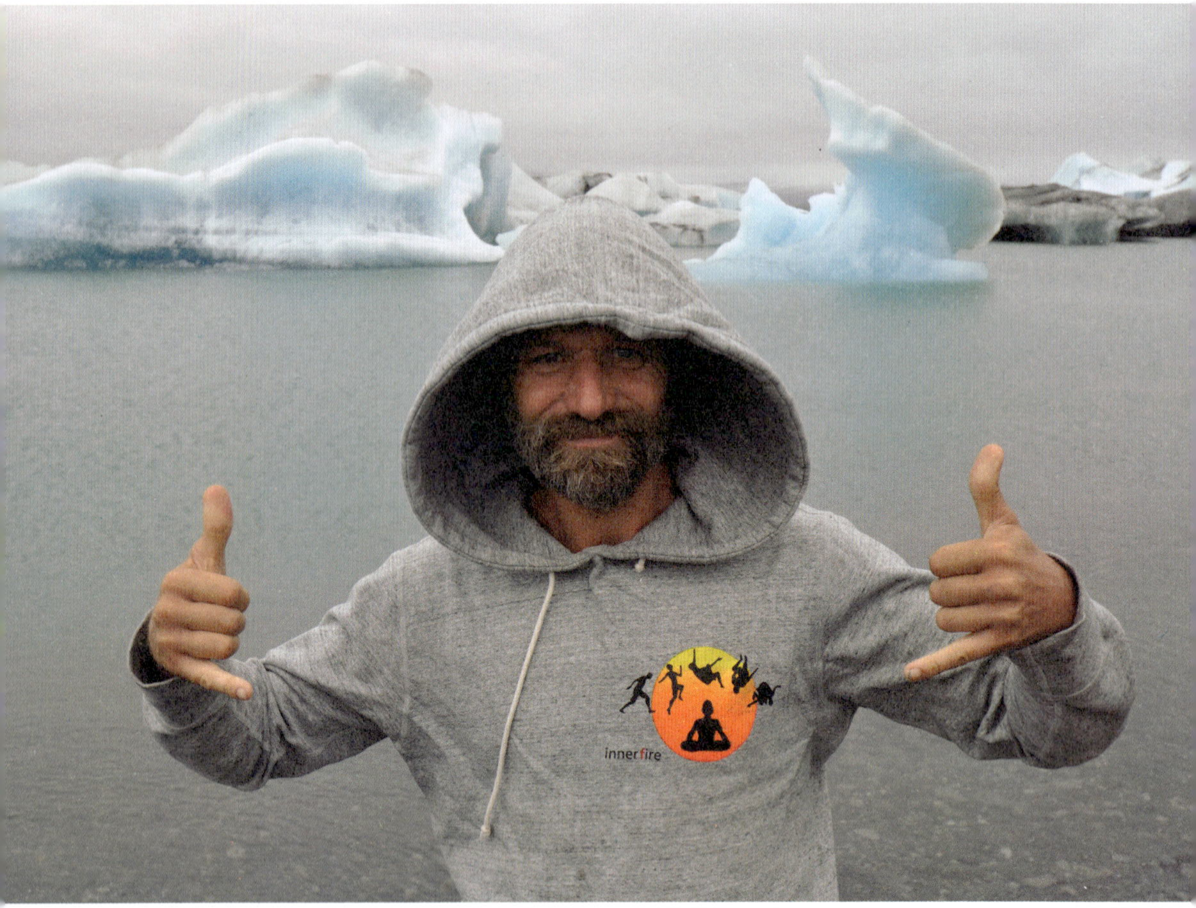

霍夫認為，如果人類可以找回靈魂的途徑，就能夠贏得和細菌、病毒的戰爭。

前言
每個人都可以指揮自己的自主神經系統

在這本書中，我們將會探討一個融合呼吸練習、冷訓練和強化意志的方法，這個方法以文恩·霍夫為名，因為把這三種成分結合在一起的人就是他。另外一個比較現實的理由是，他曾在許多電視節目中，展現自己在寒冷中，可以做到什麼，因而聲名遠播。

這個方法，以霍夫多年來在自然環境中的訓練為基礎。有很長一段時間，他藉由持續讓身體曝露在更極端的挑戰中，來測試身體的極限。在這過程中，他發現能夠以當時科學認為不可能的方式，來控制自己的身體功能。

比方說，每個人都可以舉起自己的右手，用食指抓自己的鼻子，卻**沒有人能對抗注射入手臂中的細菌；但霍夫可以做到，他可以影響、控制自己的自主神經系統**。

正常的人沒辦法控制這些功能，因為在自主神經系統中，所有事情都是自動發生，但霍夫卻可以，因此一直視為是醫學界的奇蹟。但是他本人相信，理論上每個人都可以做得到。

二〇一四年時，有證據證明他是正確的。拉德堡德大學醫學中心以二十四項測驗指標，顯示出練習過霍夫這套方法的人，全都可以控制他們的自主神經系統。

將會改變世界的發現

我們很難預料，這個發現會產生什麼長遠影響。如果人們可以影響自己的自主神經系統，這對那些受自體免疫疾病（Autoimmune disease）[7]折磨的人，有什麼意義？如果你有辦法控制自主神經系統，那麼你可以讓身體知道，自體免疫疾病是有害的嗎？而過重的人可以告訴他們的身體，把那些過度堆積的脂肪當作能量嗎？

如果我們真的可以控制自己的身體，將會開啟無數的可能性。目前為止，我們只提到嚴重的疾病，但是根據霍夫的說法，**這也可以治療派對狂歡後，隔天產生的宿醉**。即使你現在非常健康，它仍能讓你產生更多精力。

既然霍夫已經從科學上證實，他可以控制自己的神經系統，那麼他現在最想要做的，就是盡可能的推廣這個方法。曾經有位女士在上他的課時，詢問霍夫她將會學到什麼，霍夫回答：「我無法教妳任何東西，妳只是來這裡學習不要做某些事情而已。」

霍夫的意思是，善加利用我們身體既有的生理能力，但前提是，必須先找到重新發掘生理潛能的鑰匙。要達到這個目標，你只須專注於兩件事：呼吸練習與冷訓練。而要確實做好這兩件事，則需要堅定的承諾。因此，這三項要素：**呼吸練習、冷訓練和意志，即構成我們所說的文恩．霍夫法或冰人呼吸法**（Wim Hof Method，簡稱WHM）❽。

我們將會在三個不同的章節中，詳述這三個要素，當然也會給你一些練習，讓你**可以在家練習**，你等等就可以立即開始，就在今天。

同時，我們也會給你這些練習的背景資訊，讓你判斷它們有無功效，以及如何影響生理機能。霍夫將會分享許多個人經驗來激勵你，並且提前說明，使用他的方法時會發生的事情，讓你有更進一步的認知。不過，他是個極端主義者，你並不需要像他一樣，到冰島的浮冰之間游泳十五分鐘，**洗冷水浴就足夠了**。

因此，我們會分享一些故事，介紹已經在使用冰人呼吸法的人，比如馬利安．派伯

---

⑦ 自體免疫疾病，就是免疫系統錯誤攻擊身體本身的細胞和組織。
⑧ 全書之後統一以「WHM」或「冰人呼吸法」稱之。

（Marianne Peper），她曾服用十二種不同的藥物**治療風溼病**，之前還因為過於疼痛，而無法自己穿衣服；現在她已經不再服用任何藥物，非常健康。

我們希望這類故事能夠激勵你，開始進行這些練習，只要結合呼吸練習和冷訓練，就能創造出驚人的效果。我們知道你可能很懷疑，不會將這些故事當真。但是，如果你懷疑，就表示你也很好奇而且受到吸引。

霍夫周圍也有一些批評者，但這些人不是懷疑，而是極盡所能的嘲諷他、說他是江湖術士。當懷疑變成一味的嘲諷時，就更難看出其功效與可能了。所以，請帶著適當的懷疑閱讀本書，但是別太過冷嘲熱諷。

在我們學習冷訓練之前，首先來仔細認識一下霍夫這個人，以及為什麼他能做到比其他人還多的事？

第 1 章

關於冰人
文恩・霍夫……

由於WHM就是以霍夫為名，所以在你開始練習WHM前，我們想要告訴你一些關於他的事情，好讓你了解為什麼他決定探索「寒冷」、探索過程為何會越來越極端等，這些都相當重要。

對於內在靈性的欲望

一九五九年，霍夫誕生於荷蘭南部的一個小鎮，叫做錫塔德（Sittard），他有七個兄弟和兩個姊妹。他是在醫院的走廊出生，因為母親生出他的雙胞胎哥哥安德烈（André）之後，沒有人注意到裡頭還有第二個孩子。等到醫護人員離開後，他母親才又感覺到子宮緊縮。

他的母親是位天主教徒，她祈禱第二個孩子也能順利出生，還希望他如果健康的話，長大可以成為一名傳教士。霍夫的母親經常講述這段故事，而霍夫也相信，自己的出生環境和母親的堅強意志，對他的幼年時期有極大的影響。

霍夫從很小的時候，就對冷特別著迷。七歲那年的冬天，一個鄰居發現他半夜躺在雪地裡。原來是他深受雪景吸引，就爬下床、偷溜到戶外，結果在雪地裡睡著了。如果鄰居沒有發現他，他可能已經凍死了。

霍夫小的時候也很愛看書，九歲時就已經在閱讀關於異國宗教、瑜伽和冥想的書籍。他的哥哥花了數個月，在中東與遠東地區自助旅行，帶回許多奇異又迷人的故事，這也挑起了霍夫的興趣。因為在四十年前，土耳其、伊朗、巴基斯坦和印度這些地區，仍籠罩著神祕的面紗。

而旅行也改變了他的哥哥，不只是內在，連外表也有所不同，頭髮和衣著使他哥哥在街上格外顯眼。霍夫很尊敬哥哥，也深受這些遠方的國度與奇異的宗教吸引，他還注意到哥哥不同於以往，全身散發的精力和喜悅，使他更加好奇。

那時起，他就從當地圖書館借了印度教與佛教書籍，來學習冥想。在錫塔德的天主教堂時，他會專注於自己的呼吸，而不是聽臺上的布道。十歲時，霍夫就以默西亞·埃里亞德（Mircea Eliade）的《瑜伽：不朽與自由》（*Yoga: Immortality and Freedom*）一書自學瑜伽。不過，他後來是心不甘、情不願的去上學，雖然他確實有強烈的學習欲望，但不是透過知識層面，而是親自體驗各種事物。

十七歲那年，霍夫決定離開學校，到印度去旅行。他想要找到一位導師，能真正體悟、認識生命中重要的事情，他想要尋找更深層的靈性發展。

從恆河裡游出興趣

他先搭飛機到巴基斯坦的喀拉蚩（Karachi），接著搭火車到新德里（New Delhi）。為了尋找瑜伽大師，他睡在巨大的貝拉寺廟（Birla Mandir）裡，認識了一位茶房老闆和地毯大亨的叛逆兒子，他們說服霍夫一起到恆河畔的朝聖地——瑞詩凱詩（Rishikesh）和巴德里納特（Badrinath）。

這三位有意思的人：一個強壯、大鬍子、經營茶館的錫克教徒（Sikh）；一個地毯業的異類——明明想要什麼都能得到，卻受夠那個世界的腐敗；再加上霍夫，就一起結伴出發了。不過，他們覺得霍夫不太正常，因為霍夫每天都到恆河游泳好幾次，甚至會游到對岸去，而且恆河的水流十分強勁，所以這並非容易事。此外，霍夫能做到複雜的瑜伽動作，也令他們刮目相看，儘管他這輩子都沒上過一堂瑜伽課。

霍夫在印度發現，他自學的瑜伽技巧已經十分困難，他早已可以一隻腳站立、另一隻腳舉到脖子後面，這是很多人練習多年才能駕馭的姿勢。之後，他的旅伴繼續留在阿什拉姆（Ashram，靜修所）裡，但是霍夫覺得那裡不是歸屬，他不喜歡那種「黏膩」、「舒適」的氣氛，也不喜歡那些修習過各式技巧的瑜伽術士，從其中牟利的方式。當他發現再也無法從那些人身上學到什麼時，便繼續徒步旅行。

冷水：一場探索

恆河到了某一段，會從高聳山脈間傾洩而下，並形成瀑布，霍夫在那裡有過一次美妙的經驗。他感覺內在平靜，有股強大的力量正在體內醞釀，那種難以抗拒的衝動要他跳下危險的瀑布，然後他就做了。在艱困的游了一會兒後，霍夫站在雄偉的瀑布底下，思緒立即被冷水給切斷。那一瞬間，一股更加強大的力量和強勁的感覺籠罩了他，自那時開始，他就愛上了冰冷的水。

霍夫為了尋找所謂的「本體」，也就是神祕書籍背後的精神，到靈性的搖籃——印度旅行。而他在旅程中，發現冰冷對他身體的影響，以及更重要的是，對心智的影響。

經過這場探索後，他並沒有在印度停留太久，他喜愛那國家、氣候和人民，但是他想念荷蘭，便決定回家鄉。那時他還不知道自己的下一步，但是接觸冰水的體驗，讓他印象深刻，也知道自己必須採取一些行動了。

邂逅西班牙女孩

一九七九年，那時霍夫二十歲，住在阿姆斯特丹的一個非法住所，那是從他哥哥的朋友那裡得知的。在維林根（De Wielingen）有個老舊的孤兒院，霍夫就跟其他九十個擅自住進去的人，一同住在那裡。他過著苦行僧般的生活，吃很少東西、做很多瑜伽，他的生活方式跟其他人非常不同，那裡多是像嬉皮的學生，他們會使用迷幻藥LSD、抽大麻、吃太空蛋糕（Space Cake）❾，達到調整過的意識狀態。

霍夫會在馮德爾公園（Vondelpark）裡，跟任何有興趣的人分享他所精通的瑜伽姿勢，也喜歡解釋這些姿勢背後的原理。一個晴朗的秋日，霍夫在公園的池塘裡游泳。因為全身溼透的關係，所以他坐在太陽底下晒乾，接著他感覺到一雙手在背後替他按摩。霍夫繼續維持著瑜伽坐姿，並沒有抬頭或回頭看。按摩結束後，他轉過身，看著幫他按摩的女子雙眼，她令他露出喜悅的微笑。

⑨ 用純大麻做成的蛋糕。

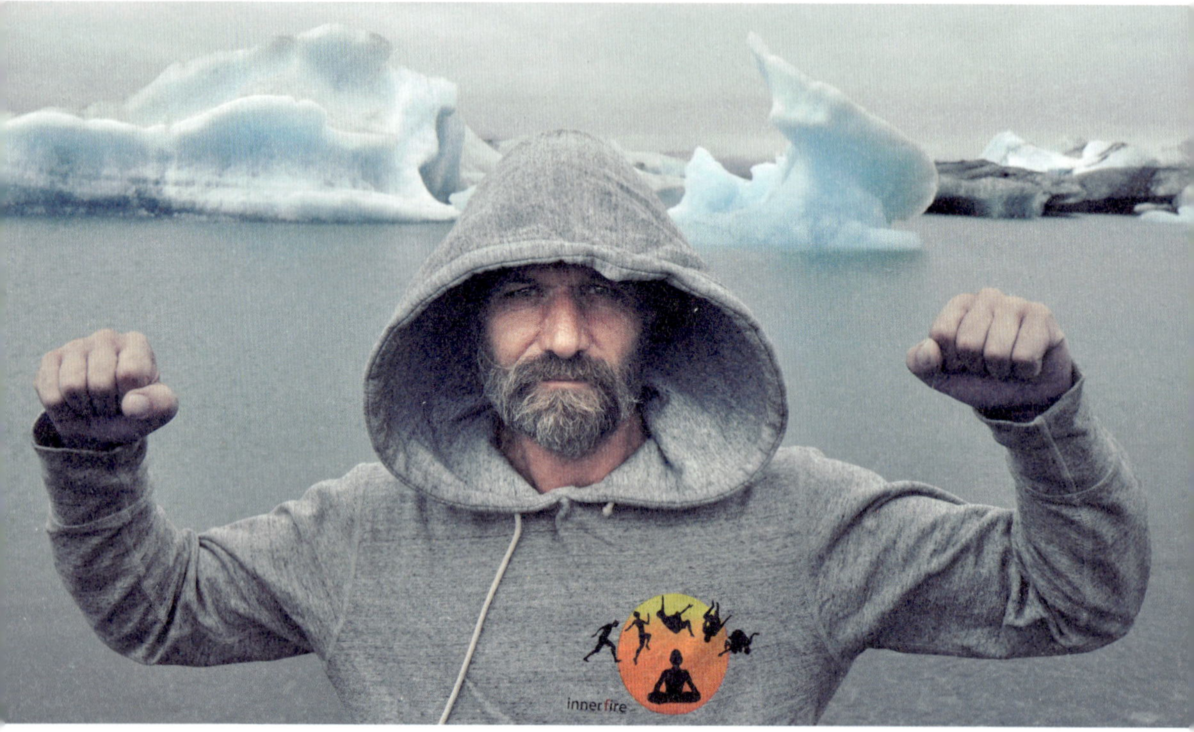

霍夫不斷打破一個又一個的紀錄，因此得到「冰人」這個稱號。

那名女子叫歐拉雅，是名西班牙人，或更精確的說，是巴斯克人（Basque）⑩。自那一刻起，他們就形影不離了一整年，深深沉浸在愛中，歐拉雅也搬進那個非法住所，和霍夫同居，但他們並沒有發生性關係，即使兩人同睡在一張單人睡鋪上，他們那種柏拉圖式的關係既溫暖又自然。霍夫將人生全都奉獻給瑜伽，而他的西班牙女友很尊重這一點。

一年之後，歐拉雅開始想家，所以回到家鄉。而霍夫想要更進一步的觀覽這個世界，於是和雙胞胎哥哥一起騎自行車去塞內加爾（Senegal）。

透過呼吸將恐懼化為能量

兩兄弟騎著市區的普通自行車，從錫塔德出發到塞內加爾。在這趟旅程中，霍夫發現陽光會影響他的情緒。雖然他們是在秋天出發，陽光還是持續照耀，因此不好的回憶

⑩ 居住於西班牙中北部以及法國西南部的民族。

和令人沮喪的想法便消失在旅程中。霍夫經常在想，如果梵谷生在法國南部，憂鬱症或許就不會那麼嚴重了。而霍夫再一次體驗到「正常」的自然現象，所帶來的重大影響。

騎自行車旅行的過程中，霍夫也感受到深刻的靈性體驗，他的身體和心智合而為一。原本那種身心分離的感覺似乎消失了，這對霍夫而言是種全新突破，他的身體現在不只是個工具，而是種載體。

他是在某天早上做完密集的瑜伽訓練之後，突然產生這種感覺。與此同時，這對兄弟在庇里牛斯山（Pyrenees），遇見了一位德國人沃夫岡（Wolfgang）。沃夫岡想跟霍夫學瑜伽，但因為沃夫岡下一站要前往阿爾及爾（Algiers），而不是塞內加爾，因此課程必須相當快速與密集。霍夫向他解釋瑜伽的效果，並教導許多技巧，後來證明，在他們的練習中達到的深度，對霍夫而言又是另一次重要的進展。

結束這次充滿啟發性的單車之旅後，霍夫又回到印度。這一次，他尋找的不是瑜伽術士，而是大自然的力量。他在極端的自然環境中，訓練自己的身體與心智，有時候他會在高海拔地區待上好幾天，在沒有食物的狀況下，忍受零下二度的氣溫。

他發現在極度寒冷中存活的新方式，就是控制呼吸；透過呼吸練習，他可以將恐懼和對寒冷的負面經驗，轉化為一種極為強大的能量形式。他以全新的方式看待身體，發現呼吸是極重要的工具，而這裡也是他學習呼吸練習的地方。

此時你心裡可能正納悶：「我想要看一本關於寒冷和科學知識的書，這些靈性、瑜伽、二元性⑪、修行到底是什麼東西？」別擔心，在接下來的章節中，這一切都會有詳細解釋，不過既然科學已經接納了霍夫的方法，知道他這些知識的起源相當重要。你不需要到印度去，用一些不可能做到的瑜伽姿勢，坐在寒冷的高山裡。

在我們繼續討論寒冷之前，先要講述霍夫的妻子——歐拉雅的悲傷故事。

妻子的憂鬱症成為契機

在霍夫第二度前往印度之前，他曾回到阿姆斯特丹，因為他想念歐拉雅，於是兩人在阿姆斯特丹重逢。分開兩年之後，他們之間的愛比以往更加強烈，他們結了婚，在一九八三年時有了一個兒子，以南。他們租了一間房子，接著又生了兩個女兒，伊莎貝爾（Isabelle，出生於一九八五年）和蘿拉（Laura，出生於一九八六年）。

⑪又稱二元對立，例如理性／感性、是／非、對／錯、黑／白、光明／黑暗等。

然而，歐拉雅難以適應荷蘭的寒冷氣候，因此一家五口搬到庇里牛斯山的溫暖地帶，霍夫找到一份教英文的工作，他們就在埃斯特亞（Estella）外圍租了一間農舍，夢想著建立一個中心，讓有創意的人聚集在此學習瑜伽、哲學或畫畫，甚至可以散步幾個小時。

霍夫很快樂，但仍然無法停下腳步，他不斷在追尋新的挑戰，因此也經常去爬山。有一次，他只帶著一條麻繩、一把小鐵鎚和幾個岩釘，就爬上了非常陡峭的岩壁。歐拉雅為此非常氣憤，畢竟他們有三個孩子，但霍夫竟然願意賭上性命，用這種方式爬山。雖然霍夫有難以控制的衝動，但也覺得對妻小有責任。

於是他決定停止爬山、控制想攀爬的衝動，他發展出一種呼吸技巧，讓他可以在水裡待超過六分鐘。每天早上，他就到附近的湖邊冥想，並且練習待在水中。

但霍夫與妻子之間仍存在著緊繃的情緒。有天，歐拉雅消失了，過了好幾個月才回來。歐拉雅受憤怒與憂鬱折磨，總是威脅要自殺來表達她的不快樂，卻又拒絕接受治療。偏僻的農舍不再是安全的住所，於是一家人搬回到阿姆斯特丹。

回到阿姆斯特丹後，他們最小的兒子麥可（Michael）於一九九八年出生。孩子出生後不久，歐拉雅再度不告而別。憂鬱症對她來說是個嚴重的折磨，對霍夫來說也是很難熬的時光。

每次聯絡歐拉雅時，他都不知道她的情緒起伏。有的時候，她會花三個月到四個月和霍夫、孩子待在一起；接著她又會離開，回父母家住三個月到四個月。夏季時，霍夫擔任登山旅行團的嚮導，一家六口會全部到潘普洛納（Pamplona），和歐拉雅的父母住在一起。

歐拉雅的西班牙家人、朋友，跟霍夫的關係都很良好，他學習他們的文化，也學說巴斯克語，盡自己所能去當個好父親和好女婿；但他依然需要一些時間，遠離這些日常事務，在寂靜中挑戰自己。他看見歐拉雅有時候會坐著，雙眼直直的看著前方，感覺很奇怪，而歐拉雅也持續拒絕治療日漸惡化的憂鬱症。有時候，她甚至會毫無理由的用力甩人巴掌。她愛她的孩子，卻又說想要離婚，霍夫不知道這些話是否只是要引起人注意，這使他感覺無能為力，於是又開始爬山，以免自己也失控。

有一天，當霍夫單獨在山裡時，歐拉雅從房子的八樓一躍而下，最後過世了。以南、伊莎貝爾、蘿拉和麥可四個孩子就這樣失去了母親，霍夫失去了他的妻子，他充滿罪惡感，孩子也陷入絕望。

於是，霍夫全心投入照顧孩子，偶爾會一個人到大自然裡充電。因為他在馮德爾公園算是著名的人物，因此在那些年裡，他會帶著繩索和拴繩索的工具，教小朋友如何爬上高聳的樹木，讓他們知道，自己能做的事情遠比他們以為的更多。縱然身處在阿姆斯特丹，霍夫仍很享受著自然環境。

後來，霍夫再婚，有了另外一個兒子。

為什麼全世界都想了解冰人呼吸法？

孩子逐漸長大成人，於是霍夫又開始尋找新的挑戰。他的呼吸技巧、瑜伽和冷訓練給了他極為強大的力量，他也很樂於與他人分享。媒體令他開始受到世人關注，當他看見這件事對他人的影響後，便受到了鼓勵，開始打破一個又一個的紀錄，他洗了史上最長的冰浴；只穿短褲就爬上覆蓋著雪的山頂；在零下三十度的芬蘭拉普蘭區（Lapland）跑馬拉松；在冰層底下游了幾百公尺……這些紀錄讓他得到了「冰人」這個稱號。

他的事蹟在日本、德國、波蘭、西班牙，和其他國家的電視上播報，ＢＢＣ拍攝了他的紀錄片，數百萬人在網路上看見他的壯舉。

霍夫很享受被關注的感覺，也喜歡不斷挑戰身體的潛能，但某些東西也開始侵蝕他。或許是因為他年紀漸長、或許是因為他有五個孩子、也或許他依然在消化歐拉雅自殺的事。

他開始覺得，有需要跟更多人分享他的知識，以及身體的可能性，但他能做到的事，其他人做得到嗎？二〇〇七年，紐約著名的范斯坦醫學研究所（Feinstein Institute）著手研究霍夫，結果顯示他可以控制自己的自主神經系統。這結果對霍夫來說完全合理，畢竟他已經訓練了這麼多年，但研究人員認為他是醫學奇蹟。

從那時起，霍夫開始配合科學研究，主要的目的是要讓其他人知道，他們也能夠做到霍夫做得到的事。在霍夫的人生中，那是一段重要時期的起始，他成功的引起越來越多人注意，而那些開始使用他方法的人，更是野心勃勃。

二〇一〇年，霍夫的大兒子以南成立一間名為「內在之火」（Innerfire）的公司。因為呼吸練習搭配冷訓練，不斷在人們身上出現重大影響，於是他們開始規畫工作坊，並且定期出差，他們的方法也得到科學認證。在荷蘭，越來越多人學習這套方法，在不久的將來，全荷蘭各地的人們將可以在有督導的狀況下，學習這套方法。而霍夫的女兒、兒子也都在內在之火工作。

越來越多人使用霍夫的技巧，包括著名的荷蘭藝人西奧・馬森（Theo Maassen）、前財政部長蓋勒・頌姆（Gerrit Zalm）、運動員、有風溼病和克隆氏症的患者、精神病學家、心臟科醫師和內科醫師等。有些公司還會請霍夫過去，和數百位經理人一起坐在冰浴池中。

與此同時，更多研究人員現在都投入研究冰人呼吸法，包括拉德堡德大學醫學中心、阿姆斯特丹醫學中心，還有波士頓和紐約的幾所大學。為什麼會這樣呢？這方法的祕密到底是什麼？

這就是我們即將要告訴你的，就從冷訓練開始。

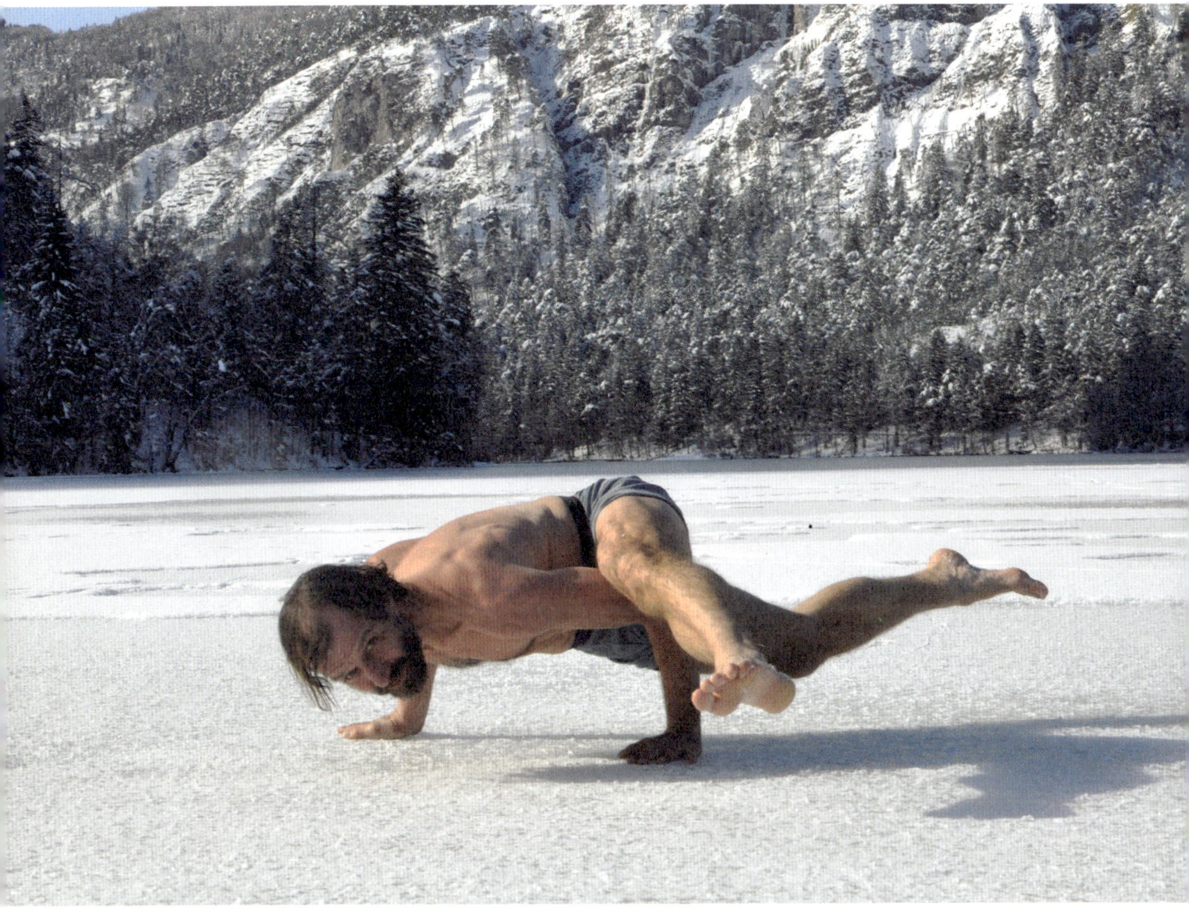

曝露在寒冷中，對我們的健康和情緒都有正面的影響。

第2章

冰人呼吸法的原理：冷訓練

「你無法從寒冷中學到任何東西，但你可以學會不要做某些事。」

——文恩．霍夫

我們人**體特別偏好二十度到二十一度左右**。夏天時，我們會打開車內的空調；冬天時，也會調高中央空調的溫度，都在二十度左右。公司大樓與商店也是如此，所以，我們大部分時間都待在差不多的溫度環境中。雙層玻璃、絕緣材料、混凝土，全都維持這個溫度。冬天時，我們會穿大衣、圍巾、帽子、手套，和厚襪子，讓身體比較容易應付低溫。這一切都感覺舒服又愉悅。

我們都已經習慣這樣了。

然而，這其實很可惜。因為在冬天時，我們大可妥善利用寒冷，而不是一直保護自己、遠離寒冷。事實上，**曝露在寒冷中，對我們的健康和情緒都有正面的影響**。在斯堪地那維亞國家、俄羅斯，和中國的某些地區，冰洞游泳（ice-hole swimming）是很熱門的活動，泳者看到冰上有個洞，就從洞口進去，沉浸在只比冰點高一點的水溫中。

寒冷有許多好處，包括以下這些部分：

- 幫助身體循環。
- 增強心臟耐力。
- 使頭髮有光澤。
- 維持皮膚緊實。
- 提升能量值。
- 改善情緒。
- 對抗感染。
- 培養自信。

曝露在寒冷中，怎能有如此多益處？

你身體裡的血管總長十二萬五千公里，如果將它們全部接起來，可以環繞地球三次。這些血管確保你體內的數十億細胞，能持續得到足夠的營養與氧氣；如果它們妥善運作的話，你的整個身體功能都會比較好，因為身體會獲取更多營養和氧氣，大腦亦會運作得更好。而肌肉、腸胃、心臟、肝臟也都是同樣狀況。

身體不該習慣溫暖，而是能應付寒冷

當你在測量或感覺脈搏時，都是透過動脈來感知。最有名的一條動脈，就是主動脈，它連接起心臟與其他動脈：冠狀動脈主要確保心肌能得到足夠的血液，腦動脈則幫助你的頭和大腦得到血液。如果要讓整個身體都得到血液，就必須靠血管的其他分支，而比較小的血管稱為微血管，它非常狹窄。氧氣和養分會經由微血管壁過濾，進入到組織細胞中。而氧氣含量低的血液，會透過血管回到心臟補給。

當血液從腸道經由腸門靜脈進入肝臟時，肝臟會盡量將有害物質排出體外。這個由動脈和靜脈組成的大型網絡，對身體的許多功能都至關重要。如果你的血管通暢、運作正常，全身都能夠受益。

而這些跟冷到底有什麼關係？

當你曝露在寒冷環境中，比如踏入一座冰冷的湖中，身體會自動關閉部分對身體不太重要的血流，因為你的體溫不能低於三十五度。對你的身體來說，讓心臟繼續跳動，比讓腳的小指頭得到足夠的血液來的重要，它會視心臟和其他重要器官為優先。因此，當手和腳得到的血液減少（因為手腳的血管收縮）時，身體會確保你的重要器官，也就是心臟、肝臟、肺、腎，得到足夠的血液繼續運作。之後，你的手臂和雙腿會開始有刺刺麻麻的感覺，也可能會有燒灼感。當身體再次溫暖起來時，血管就會再度擴張，血液循環恢復正常。

所以，讓身體曝露在寒冷之中，你就可以訓練血管、強迫收縮，然後再讓它們恢復正常，就像在訓練肌肉一樣。舉例來說，你可以做伏地挺身來訓練虛弱的手臂肌肉。一開始，你的肌肉會疼痛、感覺更沒力氣，但等到它們恢復之後，就會變得更強壯，你的血管也是如此。即使之後沒有再做伏地挺身，你的強壯手臂也依然存在。同理可證，就算你不覺得冷，開闊通暢的血管一樣能帶來許多益處。你可以透過曝露在寒冷中，來訓練你的血管。

許多在寒冷環境中規律運動的人，會說（而且幾乎毫無例外）他們比較不覺得冷。同時，我們也常聽到人們談到，在冷訓練中，身體能量會大為提升，而這也影響到他們的情緒。

雖然有上述這些優點，但依然要小心面對寒冷狀態。如果你**緩慢的增加訓練強度，可以得到許多好處，但如果進展太快會非常危險。**

為什麼會凍傷？

若你在未經訓練的前提下，曝露在極端寒冷中過久，就會有凍傷的風險。如果身體的核心溫度降到三十五度以下，冷會進入你的骨骼，造成組織死亡。這也是人們在攀爬喜馬拉雅山或其他高山時，手指、腳指會產生凍瘡的原因。一開始，手指、腳指會變白，伴隨著燒灼或刺痛的感覺。過了一會兒，開始完全麻木，這時候就很危險了。如果沒有妥善處理，皮膚的顏色會變深，甚至變成黑色，看起來就像燒燙傷。

當然，體溫過低（hypothermia）⓬影響的可不只手指和腳指，正常的新陳代謝功能也有危險，如果心跳和血壓過低，呼吸就會開始減緩；最後，你會失去意識，一小時過後就會喪命。倘若是沒有經過訓練的人待在冰水中，這個過程會更加快速，因為只要半小時，水中的寒冷就能致人於死。霍夫可以坐在裝滿冰塊的水缸中一個半小時，而他的體溫依然維持在三十七度，心跳和血壓也一樣維持正常狀態。

⑫ 身體核心溫度降到攝氏三十五度以下。

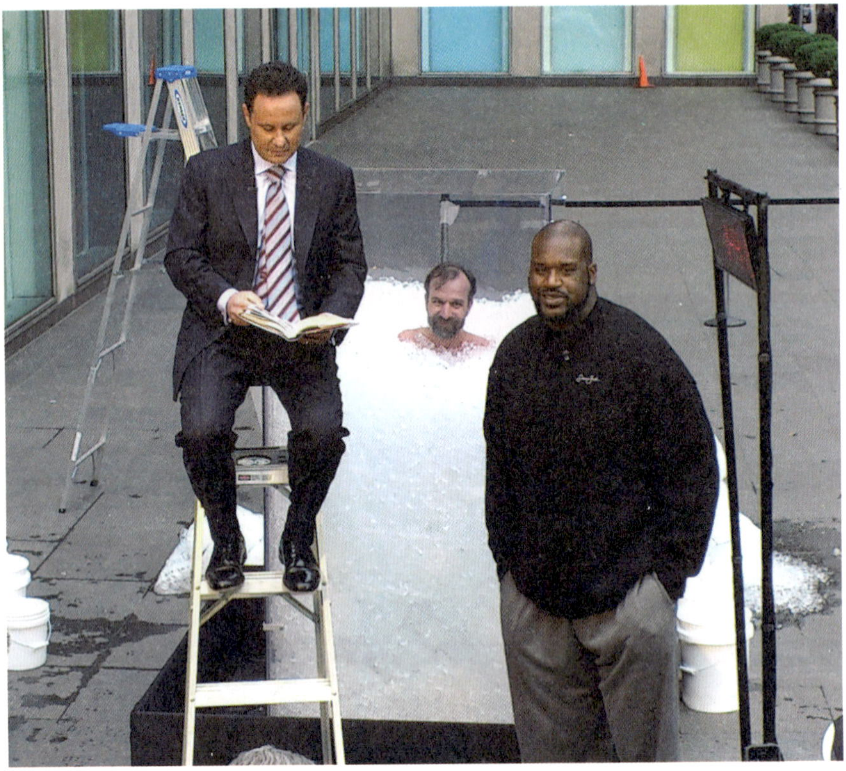

霍夫坐在充滿冰塊的水缸中，體溫卻能維持在攝氏 37 度。

如何不讓身體失溫？燃燒你的棕色脂肪

研究人員霍普曼（Hopman）研究霍夫[13]，發現**當霍夫接觸到冷時，他的新陳代謝率增加到三〇〇%**，如此一來，身體的產熱也會同時增加。霍普曼提到，霍夫可以將他體內的「火爐」轉到一般人的三倍。大部分人的反應是開始顫抖以維持溫暖，但霍夫不同，他會在接觸到冷之前，運用呼吸練習，控制自己的自主神經系統。霍夫的訓練讓他擁有許多棕色脂肪，表示他更容易保持溫暖。人體內有兩種脂肪：

- 白色脂肪。
- 棕色脂肪。

白色脂肪主要是儲存能量，也儲存營養物質。它在皮膚底下，是身體的絕緣體，也

⑬ Hopman et al., 2010。

保護你的器官，確保器官待在正常位置；棕色脂肪的主要功能，則是透過燃燒脂肪酸和葡萄糖，讓身體升溫。

霍夫的多年訓練，使他的身體有許多棕色脂肪，可以直接釋放能量、產生熱。就好比新生兒一樣，剛出生的孩子也有許多棕色脂肪，所以他們可以在寒冷環境中，快速溫暖起來；九個月之後，這樣的棕色脂肪就所剩不多了。之後的每一年，棕色脂肪都在不斷減少，或許是因為開始有了衣物和毯子。而西方社會的成年人身上，幾乎已經沒有棕色脂肪。

現在發現，冷能活化棕色脂肪組織[14]。在**十八度**左右，它就會受到刺激，脂肪酸會啟動，讓身體保持在正確的溫度上。溫度越低，就有越多的棕色脂肪組織受到活化。舉例來說，霍夫身在十一度的房間時，相較於待在正常溫度的房間，身體會多製造三五％的熱量，這都歸功於他的棕色脂肪。他的身體熱量增加五〇％，而一般年輕人在同樣溫度的環境中，只會製造多二〇％的身體熱量。

體重過重的人通常擁有過量白色脂肪，當他們在寒冷中訓練，就能教導身體透過棕色脂肪，把白色脂肪轉變為熱量。當然，**冷訓練的好處不僅限於血管和棕色脂肪，還包括製造白血球**。

體重過重、真菌病毒感染，靠冷訓練解決

你的體內大約有五公升到六公升的血液在各處流動，血液中含有五五%的血漿，和四五%的血球。血漿成分主要就是水，包含礦物質、碳水化合物、脂肪、賀爾蒙，以及超過一百種不同的蛋白質。

血球有三種類型：血小板、紅血球和白血球。血小板幫忙治療傷口，它能讓出血停止、傷口結痂；紅血球吸收肺中的氧氣，輸送到各個器官。紅血球細胞中含有血紅蛋白，因此血液是紅色的，而且可以與氧氣結合；白血球是一些不同細胞的統稱，它們比紅血球大，數量比較少，能幫助身體抵禦細菌、病毒、寄生蟲、真菌、酵母菌，和其他外來物質的感染。如果我們體內有感染，也會有比較多的白血球，因為身體會製造它們來對抗感染病原。

血栓形成基金會（Thrombosis Foundation，文獻中心一九九四）所做的研究顯示，

---

⑭ Marken-Lichtenbeld et al. 2011。

每天洗冷水澡的人也會有比較多白血球。研究人員解釋，白血球增加是因為免疫系統活化，也就釋放更多白血球。

認識棕色與白色脂肪以及紅、白血球後，能讓你了解自己曝露在寒冷中時，身體發生什麼變化，這可以鼓勵你訓練自己忍受寒冷。冷訓練可以改善身體的許多不良狀態，包括**體重超重、真菌和病毒感染，還有幫助鬆弛的血管擴張**。但即使沒有這些知識，你洗冷水澡或者泡冰浴，還是能察覺到這些身體變化。

二〇一五年一月一日，超過三千人響應「寒冷挑戰」開始洗冷水澡。這項挑戰的發起人之一，就是阿姆斯特丹醫學中心的醫學博士吉爾特・鮑烏傑（Geert Buijze）。他發現霍夫曝露在極端寒冷，同時搭配呼吸練習時，得到許多成效，因此想要知道如果只洗冷水澡，是否會有任何效果。

在這項挑戰中，才洗了三次到四次冷水澡，就有許多人快速適應了寒冷，並且開始感覺到益處，這現象令人相當吃驚。許多人說，**洗完冷水澡後，他們的皮膚迅速變紅，這是血液循環良好的症狀**。

接下來，要介紹另一位從此方法得到益處的人，他叫做傑克・艾格伯特（Jack Egberts）。

冷訓練使萊姆病、高血壓痊癒

傑克．艾格伯特是位律師，住在荷蘭北部弗里斯蘭（Friesland）省的呂伐登（Leeuwarden）。從前，他總是積極且活力充沛，但最近已經疲憊又無精打采好一陣子，之後，醫生診斷出他有萊姆病（Lyme disease）⑮。醫生能為他做的不多，但是艾格伯特拒絕完全由醫師主治，而到網路上搜尋其他方案，之後他找到了文恩．霍夫，並且對他產生好奇，想要知道更多。

之後，艾格伯特持續做了一整個星期的冷訓練，對身體帶來極大的好處，使他之後幾乎不受萊姆病影響。更棒的是，他現在的體力比生病之前還要好，身體、飲食習慣等都改變了，而且萊姆病的所有症狀都消失了。

---

⑮ 由伯氏疏螺旋體（Borrelia burgdorferi）感染的蜱（tick，俗稱壁蝨）叮咬的傳染病，感染初期症狀類似感冒，會有頭痛、發燒、全身疲勞、寒顫、噁心、嘔吐、頭部僵硬、肌肉疼痛及淋巴腺腫脹等症狀。

一開始，因為效果好到不像是真的，所以艾格伯特還有所保留。他是個腳踏實地的弗里斯蘭人、一位博學多聞的律師，因此必須十分理性。但之後，他很快就無法壓抑這些激動之情。他說服母親去洗冷水澡，她因為患有高血壓，而服用藥物多年。艾格伯特在訴說這個故事時，臉上滿溢著微笑。他母親執行冷訓練一個月後，再也沒有高血壓的症狀，可以完全停止用藥了。

如何正確進行冷水訓練？

類似這樣的故事，會經常出現在本書中。當然，這些只是要提供案例，並且激勵你，並不是意圖鼓勵你在與醫師諮詢前，就停止服用藥物或終止療程。

那麼，想要知道如何得到這些好處，讓你能夠更健康快樂嗎？

以下是一些你可以嘗試的練習。

1. 洗冷水澡。

一開始跟你平時一樣，洗溫水澡。接著，趁著水還溫暖時，開始進行**呼吸練習**：緩慢的吸氣與吐氣，深深的吸氣，然後緩慢的吐出來，持續這樣做**一分鐘**，**總共大約是六**

到十次深呼吸。接著，把水轉冷。

當然，你的呼吸會開始加快，因為冰冷會使你受到驚嚇。祕訣就是**要再次平靜的呼吸，**在冷水沖刷下控制你的呼吸。當呼吸受到控制的那一刻，寒冷的感覺就不一樣了。**如果你沒辦法一次就把水調到最冷，就分成兩到三次。**另外，也可以一開始用冷水沖腳就好，接著是手掌、手臂，然後漸漸讓整個身體都待在冷水底下。

2. 摩擦身體。

如果沒辦法靠呼吸練習而放鬆下來，就試試另一個方法：**摩擦身體**。你可以用雙手接引冷水到整個身體，當冷水沖在手臂或腳上時，一面按摩它們，這樣冷的感覺會比較不那麼強烈。

3. 用一盆冰水。

拿一個水桶或大碗裝冷水，加入一些冰塊（你可以在塑膠容器中裝水，放入冷凍庫製作成冰塊）。然後，把雙手泡在冷水中。一開始，手會伴隨著強烈的刺痛，因為血管在收縮。但疼痛很快就會降低，當感覺到雙手變得溫暖時，就可以停止。雙手泡在冰水之中會感覺溫暖，也許這聽起來很瘋狂，但是真的會發生，因為你的身體「開啟了恆溫設備」。如果**兩分鐘**之後你的雙手**沒有變暖**，就停下來。也許你會疑惑：雙手泡在冰冷的水中，怎麼可能會變暖？

霍夫將此稱為「附帶反應」，當你把身體某些部分浸泡在冷水中時，體內會釋放出強化與防凍傷的賀爾蒙，它們將確保血管系統繼續自動運作。

冷水澡和一盆裝了冰的冷水，都是很好的基礎練習，我們建議你嘗試一個月。一個月以後，你就可以繼續冷訓練。冬天時，你可以到室外游泳，如果再過幾年，人們開始在冬天時，到阿姆斯特丹的運河裡游泳，豈不是很美好嗎？

冷訓練的兩極反應

我在寫這本書的期間，非常熱衷於冷訓練，所以在十二月飄著小雪時，到阿姆斯特丹的阿德米拉勒赫（Admiralengracht）運河裡游泳。去了幾次之後，有越來越多人開始與我互動，一半的人感到好奇，於是我們討論了關於冷、健康和疾病等迷人話題；另一半的人覺得我心理有問題，應該要保護我，有人甚至報警，搞得我得向警察解釋為什麼大冬天要在運河裡游泳，當他們知道我在寫關於冷訓練的書後，就讓我回家暖暖身體。

這顯示出這些行徑有多麼新穎、多麼不尋常，我很多朋友都認為，在運河裡游泳

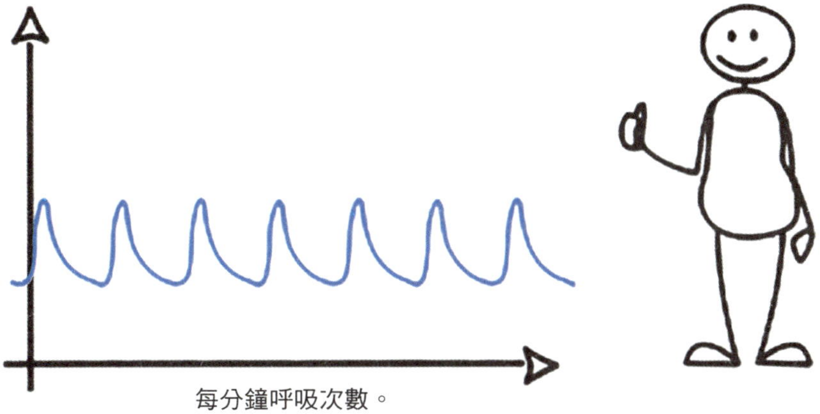

每分鐘呼吸次數。

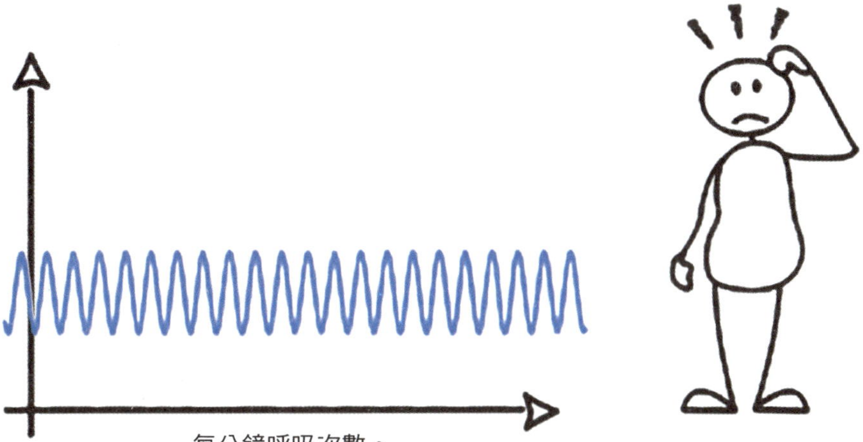

每分鐘呼吸次數。

泡入冰水中的呼吸變化，祕訣在於再次平靜的呼吸。

十分愚蠢，因為裡面的水很髒，我個人是覺得沒那麼糟，畢竟麥西瑪（Máxima）公主也曾在阿姆斯特丹的城市游泳節慶期間，在運河中游泳，為一些罕見疾病的研究募款，例如在二〇一四年時，為肌萎縮性脊髓側索硬化症（amyotrophic lateral sclerosis，簡稱ALS，俗稱漸凍人）募款。如果當局能讓公主（現在是王后）在運河裡游泳，表示也沒有那麼危險。

總之，在你看見冰層上有個洞，想要鑽到冰水裡之前，請先從洗冷水澡和呼吸練習開始。

本章回顧

- 曝露於寒冷中可以促進血液循環。
- 曝露於寒冷中可以活化棕色脂肪組織。
- 曝露於寒冷中可以刺激白血球的產生。
- 自己試試看：洗冷水澡。
- 自己試試看：把雙手、雙腳泡在一盆冰水中。

第 3 章

冰人怎麼呼吸？
量量你的呼吸頻率

第3章　冰人怎麼呼吸？量量你的呼吸頻率

「這不是花招戲法，是生理學。」

——文恩·霍夫

在關於冷的那一章開始，我們假定你喜歡溫度在二十度到二十一度左右，我們也解釋了，為什麼冷對情緒和健康有正面效果。你很可能已經習慣以特定的方式呼吸，而這點也是可以改善的。

大部分的人每分鐘呼吸十三次、十五次、十七次、二十次，或者多達二十二次，就算只是安靜的坐在椅子上看書，也是如此。其實**一分鐘的休息呼吸頻率，只要六次到十次就足夠了**。所以，如果呼吸次數比這個多，就不是個好現象？是的，確實如此，我們會在之後加以說明。

呼吸練習有許多好處，包括：

- 幫助放鬆。
- 給予更多能量。

- 提升睡眠品質。
- 舒緩頭痛。
- 對極限運動有益處。
- 舒緩背部與頸部的問題。
- 緩解腸道問題。

在我們告訴你呼吸的生理學之前，請先檢查一下你目前的呼吸狀況。數數看你一分鐘呼吸幾下，每次呼吸從你開始吸氣、停止吐氣，到準備再次吸氣之前。你計算六十秒內呼吸幾次，就知道此刻的呼吸頻率為何。事實上，光是計算呼吸次數，你可能就開始以不同的頻率呼吸了，因為你正在注意它，所以得到的數字也許不完全準確，但至少能夠給你一個概念。

如果你一分鐘呼吸超過十次，那表示你的身體已經做好「行動」的準備，但你的呼吸頻率與安靜坐著時，該有的呼吸頻率並不一致：想像你坐在椅子上，一分鐘呼吸十八次，這種呼吸頻率就像在公園裡慢跑一樣。你不可能一整天都保持這樣，更別說一整個星期了。

經常疲憊不堪的人，總是羨慕那些環法的自行車手，因為他們一天要騎超過一百五十公里，而且要連續三個星期維持這種狀態，其實非常困難。所以，對總是疲憊且呼吸頻率高的人來說，平時生活也是同樣的困難。當一個競賽的自行車手在休息時，他每分鐘可能只有呼吸六次、心跳低於四十下；而那些疲倦的人整天都呼吸得太快，因此休息時的心跳，每分鐘也大都超過七十下。如果你平時的呼吸頻率就是這麼快，就會開始有些健康問題。

我與精神科醫師布恩．巴克共同著作的《喘息》中，就已經說明過平靜呼吸的益處。在那本書裡，我們解釋為什麼不規則的呼吸會導致健康問題，而呼吸得太快、或是呼吸得比必要的更深，都算是不規則的呼吸。

越來越多人開始關注正確的呼吸方式，許多醫師和心理學家也都建議練習呼吸，來幫助放鬆。瑜伽、冥想，和正念靜心開始流行起來，也有更多科學證據，支持呼吸練習和冥想的好處。科學在古老的冥想技巧，以及和比較近期的西方醫學之間，建立起一道橋梁。

呼吸速率能判斷人是否過度疲勞

除了冥想外，還有許多的呼吸技巧，像康士坦丁．菩提格（Konstantin Buteyko）和史丹・馮德波爾（Stans van der Poel）提出的幾種方法，都在荷蘭相當流行。菩提格是一位烏克蘭醫生，在莫斯科研讀醫學，他於一九五二年十月七日，發現了呼吸練習對健康的影響。當時，他有個病患呼吸很沉重，有時必須用力吸氣才能呼吸，菩提格本來以為他是焦慮型的氣喘患者，但之後意外發現，患者完全沒有氣喘的症狀，卻有高血壓。

由於菩提格自己也有高血壓，於是他開始思索。同時，他發現自己的呼吸也是深又重，便試著讓呼吸盡可能平靜下來。後來，他赫然發現血壓因此降低，頭痛也減輕了。

菩提格開始尋找呼吸和健康問題之間的其他聯結，經過許多練習後，他甚至能不藉由藥物，就讓血壓恢復到正常範圍。他藉著此次經驗，幫助病患使用更平靜且不過重的呼吸方式，還注意到只要持續練習平靜呼吸，患者就可以抑制氣喘發作。

到一九五〇年代末期，菩提格有了自己的實驗室，裡面配置著現代設備，他帶領一個專業醫學團隊，從科學的角度研究呼吸和體內各種化學反應，以及許多疾病之間的關係。菩提格的研究顯示，深卻急促的呼吸會引起許多健康問題，包括高血壓、氣喘、過敏、恐慌症、慢性支氣管炎、花粉症、睡眠問題和頭痛。

這些知識慢慢的滲入一般的醫學界，許多年來，曾任肺功能實驗室助理的馮德波爾，一直致力於讓一般的衛生保健界，更重視呼吸與呼吸練習。

如果你呼吸得比較平靜，心跳就會慢下來，也就能改善血液中氧氣與二氧化碳的比例。馮德波爾研發出測量呼吸、呼吸頻率、心跳和心率變異的設備，這個設備的優點是，你可以測量出某種呼吸練習到底有無成效。

除了菩提格的診斷之外，馮德波爾也發現，有慢性疲勞、倦怠、纖維肌痛症⑯、肌痛性腦脊髓炎（myalgic encephalomyelitis）⑰的患者，同樣呼吸得比較急促或沉重。當他們觀察到患者的心跳降低時，就會鼓勵患者開始做呼吸練習。除了呼吸練習之外，馮德波爾也督促患者進行體育活動，因為在運動時，呼吸速率就是判斷人是否有過度疲勞的重要指標。

在壓力測試中，呼吸也可以代表能量恢復、已經達到最佳心率。這是非常重要的發現，尤其對於那些受疲憊所苦的患者。

我們對呼吸的知識，可以用不同的方式來利用或改變用途。因為有了瑜伽、冥想、俄羅斯醫師和荷蘭肺功能實驗室助理的幫助，現在有設備和許多App可以輔助我們練

⑯ 一種神祕的疼痛症，其特徵為慢性的廣泛性疼痛，常伴隨疲勞、失眠、情緒上常出現焦慮或心情低落，也常自覺記性差。

⑰ 症狀為身體虛弱、精神不振、四肢疼痛，還會影響記憶力、集中力和消化能力，有些患者甚至虛弱得無法工作，要長期臥床或坐輪椅，但目前醫學界尚未找到病因。

習呼吸。西方的醫生和一般民眾現在都推薦並執行這些練習，而霍夫正在帶領這股潮流。那麼，呼吸練習為什麼會變得如此流行？想要找出原因，就要先看看呼吸背後的生理學。

呼吸時的生理狀態

快速回顧一下：你吸入氧氣，呼出二氧化碳。肺部運送氧氣到血液中，接著傳送到身體各處，多餘的二氧化碳則以相反方向傳遞。肺臟有個層次結構，包括兩個部分：左肺與右肺。

氧氣從氣管（trachea）進入肺中，從主要的支氣管進入到比較小的細支氣管，再從肺泡[18]中出來（見第九十頁）。在「氣體交換」的過程中，基於「連通管」原理[19]，使得肺臟中氧氣與二氧化碳的比例，與血液中相同。而血液中氧氣與二氧化碳的最佳比例為三比二。

氧氣的重要性在於從營養中釋放能量，而二氧化碳的重要性在於保持血管通暢。二氧化碳通常被認為是廢氣，必須從體內排掉，但這是錯誤的觀念。其實，二氧化碳對於保持血管暢通非常重要，這樣氧氣才能抵達身體的各個部位。

呼吸不只是與血液中的氧氣、二氧化碳值有直接關聯，與你的心率也同樣有關。因為你的心臟和肺臟是緊密相連的，如果你呼吸速度加快，心跳肯定也會增加；若你改變呼吸頻率，心跳會改變，而你的心率變異也一樣跟著變化。心率變異性或心率一致性，就是兩次連續心跳之間的時間變化。一個休息時心跳每分鐘六十下的人，在兩次心跳間的時間長度可能為一秒鐘。然而，兩次心跳的間隔也可能會從半秒變成一秒半不等。第二種狀況比第一種好很多。

和大多數人想得不一樣，其實**心跳的時間間隔有差異，對身體相當重要**。健康的心臟在平靜狀態下，吸氣時的心跳會比呼氣時快。法國精神科醫師大衛・賽文—薛瑞柏（David Servan-Schreibe）在他的暢銷書《不須佛洛伊德或百憂解的治療》（*Healing Without Freud or Prozac*）中，寫了大量關於心率變異性的重要性。他提到那些罹患憂鬱症、壓力過大、癌症，或是進入生命尾聲的人，心率變異性都很低，毫無例外。賽文—薛瑞柏以大量的科學研究，來證實他的這番大膽言論，同時探索心率變異性與自主神經

---

⑱ 肺泡就是肺中的氣囊，氧氣在此與血液接觸。

⑲ 底部相連的容器注入液體後，因為每個水管口的大氣壓力皆相等，當液面靜止時，液面必定在同一平面上。

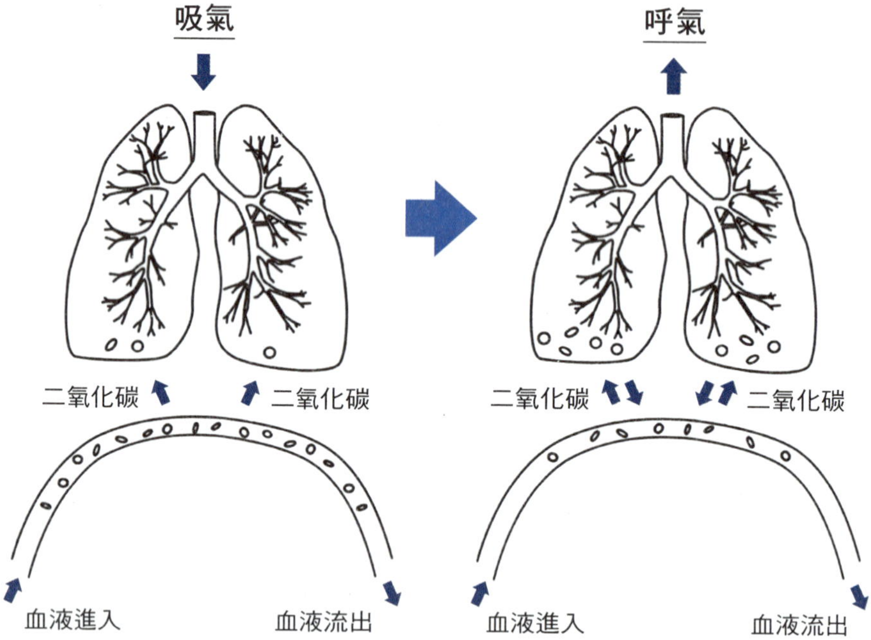
吸氣
呼氣
二氧化碳
二氧化碳
二氧化碳
二氧化碳
血液進入
血液流出
血液進入
血液流出

肺中的氣體交換圖。

系統間的關聯。

在那本書中，賽文—薛瑞柏提到他不再單獨使用藥物，幫助有焦慮或憂鬱症的患者，他還會讓患者做些運動，幫助改善他們的心率變異，他將這種方法稱為「補充治療」。他寫道：

「我們觀察到情緒大腦和正常心率的持續變異性，有著交互作用。由於自主神經系統的兩個分支，總是處在要達成平衡的狀態，所以它們不斷的加速和減緩心跳，這個過程就是兩次連續心跳間的時間間隔，從來不會一樣的原因。這樣的心率變異很健康，事實上，它是煞車和油門正常運作的指標，也代表整個生理系統相當健康。」

心跳的時間差，對身體相當重要

前述內容中提到的煞車和油門，也就是所謂的副交感神經系統和交感神經系統。交感神經系統和所有與「行動」相關的反應都有關聯，當它控制身體時，身體會處在「打」或「逃」模式，因此你的呼吸會加快，消化系統暫時停止工作，血液會從皮膚流到肌肉、內臟和大腦。這就是為什麼交感神經系統通常會比喻為車子的油門。

副交感神經系統則調節所有和「恢復」有關的反應：緩慢的心跳與呼吸、血液順暢的流到皮膚、消化系統活躍。因此，副交感神經系統就被認為是身體的煞車系統。

在彼得・蘭根戴（Pieter Langendijk）和愛格尼斯凡恩凱斯（Agnes van Enkhuizen）一九八九年的著作，提到關於副交感神經系統與壓力、心理和生理疾病之間的關係，說明副交感神經系統對我們健康的影響。

這本書也包含了多尼・蓋亞德（Tony Gaillard）教授為荷蘭研究機構TNO所收集的簡要研究資料。結果顯示副交感神經系統的活動降低，與生理健康問題有直接相關。此外也可以清楚看出，呼吸練習可以活化副交感神經系統（如果你不知道，在此告訴你，性行為也是副交感神經活動）。

下圖一顯示出呼吸如何影響你的心率變異。

圖中波浪型的線條就是你的呼吸，吸氣的時候它會上揚，呼氣的時候則下降，線條上揚後再次下降，就是一次完整的呼吸循環。而加號表示心率，縱軸表示每分

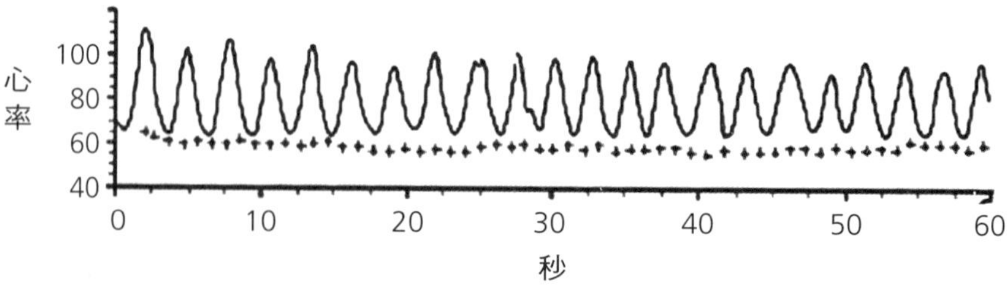

圖一　呼吸太頻繁時的心率狀況。

鐘的心跳，橫軸則是以秒計算的時間。這張圖是一位四十二歲女性坐在椅子上一分鐘的呼吸狀態，她的呼吸頻率是二十二次，平均心跳為每分鐘六十一下。她的心跳很好，數值很低，但是她的呼吸頻率很高，顯示她並不平靜。下圖二，是她在進行呼吸練習一分鐘後的結果。

由於她現在專注於呼吸，所以呼吸頻率自動降低許多。現在一分鐘呼吸只有七次，而不是二十二次，呼吸頻率大幅下降，心跳也對這項練習有所反應，平均心跳稍微提高到每分鐘六十二下，但心率變異顯著改善了。如同這些圖明顯展示的，如果你有好的呼吸模式，心跳也會隨之變化。

專注於呼吸練習，可以順利改善心率變異，如果你的心率變異有清楚的數據，就能知道哪種呼吸練習對你有效。例如，馮德波爾的「Co2ntrol」法，效果就相當優異，但是對一般民眾來說非常昂貴。然而，你依然可以藉由專注於心跳練習做到很多事，買個最便宜的心率

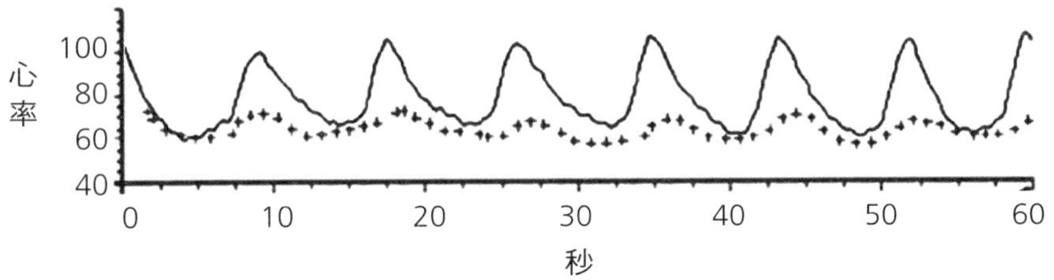

圖二　平靜呼吸時的心率狀況。

測量器就是個好開始。坐下來，戴上心率測量器（如果你自己沒有，可以去跟熱愛運動的朋友借），兩分鐘之後開始測量心跳。進行這一章裡提到的呼吸練習，看結果如何。如果你的心跳隨著呼吸變化了，那一切都非常好。

肩頸痠痛、腸道問題，是從不健康的呼吸方式引發

不正確的呼吸會引起許多類型的健康問題，我們將討論其中五種。

- 肩膀或頸部疼痛。
- 焦躁不安。
- 腸道問題。
- 容易疲憊。
- 心悸。

1. 肩膀或頸部疼痛。

我們的頸部有輔助呼吸頻率的肌肉，幫助我們在短時間內呼吸得更快。如果你持續

呼吸得太過急促，這些肌肉會負擔過重並開始疼痛，感覺就像你跑了很長的距離後，腿部肌肉會疼痛一樣。若是好好休息，腿部的疼痛就會消失，而肩膀和頸部的肌肉也是同樣狀況，如果你平靜的呼吸，疼痛就會消失。

2. 焦躁不安。

你感覺焦躁不安，是因為呼吸太快干擾了身體的賀爾蒙分泌，你會製造太多腎上腺素，導致感覺焦躁又坐立不安。

3. 腸道問題。

若血液中氧氣與二氧化碳的平衡被擾亂了，對你的腸道會有強烈的影響。許多呼吸模式不正確的人會感覺浮腫、經常打嗝或腸胃脹氣，這些問題雖然都不嚴重，卻也十分不便。

4. 容易疲憊。

呼吸太快會令你生理方面筋疲力盡，因為你不斷在使用體內的葡萄糖。如果呼吸太快，所使用的葡萄糖儲存量，會比正常情況快很多，於是你體內的葡萄糖就比低能量的脂肪少。當你靠這種不正確的方式耗盡身體能量時，就會更常想要吃糖或甜的食物。

5. 心悸。

過度排放二氧化碳使得你的血管[20]收縮，你的心臟會想盡快把血液打到身體各處，以彌補這狀況。這是身體的聰明反應，但是會令許多人產生焦慮、呼吸短淺，通常也會伴隨著心悸。

人為什麼「習慣」了不正常呼吸？

除了這五個常見的健康問題外，精神科醫師布恩·巴克也在高呼吸頻率，以及某些精神方面的失調症之間，發現了關聯性。雖然精神方面的問題越嚴重，就越難想像呼吸練習能解決問題，然而，在處理嚴重的精神失調症時，考慮配合呼吸練習，還是十分值得嘗試。

呼吸過快是一種壓力象徵，而在所有與壓力相關的心理問題案例中，患者也都有高呼吸頻率。雖然，壓力是造成大部分心理問題的原因，但事實上，也最常與焦慮症及憂鬱症有關。當身體有些不舒服症狀，在醫療上也尚未得到完整解釋，亦多和呼吸急促有關，而這些症狀影響到的人越來越多。

壓力只會出現在兩種診斷中：**急性壓力疾患**（acute stress disorder，簡稱ＡＳＤ）和**創傷後壓力症候群**（post-traumatic stress disorder，簡稱ＰＴＳＤ）。這兩種失調症只會在患者曾有創傷經驗後得到確診，這表示從定義上而言，無預警和重大的事件確實會導致嚴重傷害，甚至死亡。同時，這會導致壓力和心理方面的問題，亦會短期或更長期的影響到呼吸。

除了這兩種壓力相關的失調症外，其他與焦慮相關的失調症，也都伴隨著急躁的呼吸。其中最見的就是**恐慌症**[21]，以前稱為過度換氣症候群（hyperventilation syndrome），這個診斷名稱已經不再使用，因為過度換氣與恐慌發作之間，並沒有直接相關。換句話說，過度換氣不一定會引起恐慌發作，而恐慌症患者也並非都有過度換氣的症狀。探討這兩者的關聯，其中一項重點在於，過度換氣的定義到底是什麼？

在症狀非常明確的狀況下，定義並沒有差別。舉例來說，如果一個人正坐在家裡沙

⑳ 和接觸到冷之後會再次擴張的血管為同一血管。

㉑ 症狀為心跳加速、呼吸困難、頭痛、頭暈、反胃、冒冷汗、喉嚨異物感、肌肉僵硬等。

發上，呼吸就已經是正常速度的兩倍，那麼，他的呼吸頻率稍微高一點，會有什麼重要意義嗎？據我們所知，這一點尚未有人研究，但我們認為許多的**焦慮症患者，在休息狀態下的呼吸頻率都相當高**。

呼吸和放鬆的練習已經有廣泛的研究，也發現這些練習對焦慮症患者相當有效，然而，心理醫師和精神科醫師卻很少使用。「應用放鬆法」（Applied Relaxation）是治療一般焦慮失調症患者的正式指南，但只有在無人能施行認知療法，或者因某些因素而無法使用時，才會使用應用放鬆法。

認知療法只能用於智能一般或更高的人，但是應用放鬆法，比如冰人呼吸法，則適用於所有人。應用放鬆法能辨識出恐慌的早期徵兆，並透過放鬆練習來加以控制。首先，患者要先學習放鬆，接著，可以與放鬆相關的特定字彙（某些有平靜效果的字彙）做聯結。當恐慌的徵兆出現時，這個字可以用來遏止情況逐漸惡化。

我們短暫的提及精神病學，是因為要強調呼吸治療各種健康問題的重要，並且告訴你，除了WHM呼吸練習以外，還有其他練習可讓人放鬆。

目前閱讀至此，你可能會懷疑：為什麼大多數人都用不正確的方式呼吸？平靜的呼吸應該和身體其他功能一樣自動完成，我們的體溫一直都在三十六．八度、心臟會持續跳動、眼睛也會自動眨眼，那為什麼身體不能維持平靜呼吸，尤其是這樣對健康比較好呢？事實上，過量的刺激、擔憂、全神貫注，以及持續的心理壓力，都會影響我們的呼吸方式。

現代人接收到的外在刺激，比古人一輩子加起來都多

大腦的新皮質（neocortex）是人類與其他動物的主要區別（見下頁）。「neo」就是拉丁文的「新」，從演化觀點來看，新皮質是大腦最年輕的部分。人體使用這個部分來分析與計算，它也是我們的語言中心。不過，新皮質也讓我們擔心兩個星期後可能發生的事，或對於過去的事耿耿於懷。

哺乳動物腦（mammalian，或稱情緒腦）是我們用來處理情緒的部位，比如恐懼、侵略、愛和悲傷，跟其他的哺乳類動物一樣。而邊緣系統（limbic system）[22]就在大腦的這個部分；更深一層的是爬蟲類腦（reptilian brain），這部分的功能跟爬蟲類動物一樣，

㉒ 包含海馬體（Hippocampus）及杏仁體（Amygdala）在內，支援多種功能，比如情緒、行為及長期記憶的大腦結構。

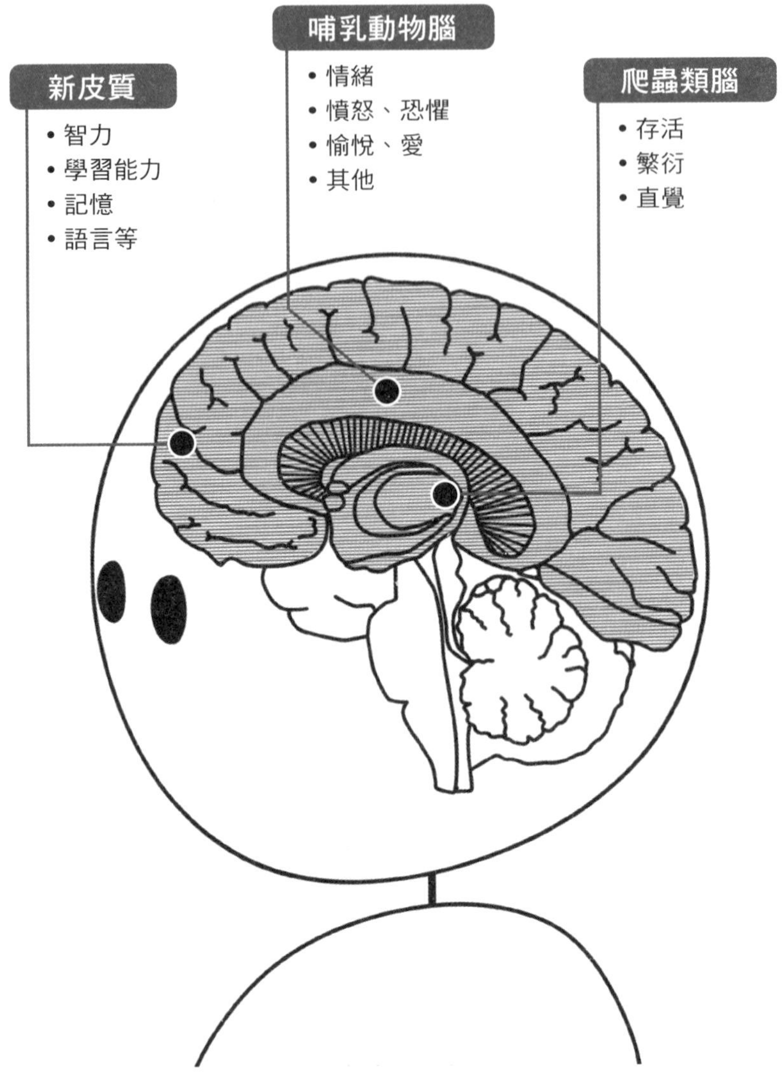

哺乳動物腦
• 情緒
• 憤怒、恐懼
• 愉悅、愛
• 其他
新皮質
• 智力
• 學習能力
• 記憶
• 語言等
爬蟲類腦
• 存活
• 繁衍
• 直覺

人類的大腦應用圖。

血壓、心跳、呼吸都是在此處調節。同樣的，爬蟲類腦讓我們的體溫維持在三十六・八度，不需要意識的幫忙。

新皮質也會過濾外在的刺激。研究顯示一天之內，我們現在接收到的外在刺激，比中世紀的人一輩子接收到的還要多。

我們每天平均要做出兩千八百個決定，是「每天」喔。所以，到了某個程度時，我們接收到的訊號會多到無法處理，這也不令人意外。而面對這些焦慮的明顯方式，就是急促的呼吸。過度刺激的新皮質讓我們呼吸加快，但你也可以利用它讓呼吸慢下來。

幫助放鬆的呼吸練習

在我的書《喘息》中的練習，主要著重於放鬆，重新恢復體內氧氣與二氧化碳的平衡。以下兩種呼吸練習都很適合用來幫助放鬆：

- 用鼻子吸氣。
- 用鼻子吐氣。
- 停頓。

- 再重複一次。
- 用鼻子吸氣。
- 用鼻子吐氣。
- 停頓。

第一種方法不需要刻意延長停頓時間，只要停頓到你感覺需要再次吸氣就好。如果這個練習無法令你放鬆，就換成第二種方法，**改用嘴巴吐氣**。

- 用鼻子吸氣。
- 用嘴巴吐氣，稍微將呼吸拉長一些。
- 停頓。
- 再重複一次。
- 用鼻子吸氣。
- 用嘴巴吐氣，稍微將呼吸拉長一些。
- 停頓。

你可以藉由憋氣，輕易的延長呼吸，這樣當你吐氣時，臉頰會微微的鼓起。在你開始進行WHM練習前，最好先做這樣的呼吸練習兩分鐘，讓自己放鬆下來。WHM是完全不一樣的，有不同的目的，稍後會詳細解釋。

WHM呼吸練習：呼吸練習＋冥想

霍夫的呼吸練習並非要讓你放鬆，至少練習時不是。它們是設計來讓你控制思想和身體，這樣你就可以影響自己的自主神經系統。一開始，這方法會讓你有點頭暈，如果練習的方式正確，那麼你會知道，維持注意力集中其實很困難。

到目前為止，我們只提到呼吸練習，還沒提到冥想。然而，霍夫的練習是源自於西藏的技巧，叫做「拙火冥想」（tummo，也稱內火）。

拙火是一種冥想形式，源自印度金剛乘佛教（Vajrayana）[23]，它大約興起於西元四

㉓又稱佛教密宗或藏傳佛教，是大乘佛教的一個支派，在修行上有許多不許公開的祕密傳授，充滿神祕內容，故被稱為密宗。

世紀左右，深受譚崔（tantric，印度教派之一）和印度教教義影響。金剛乘佛教講究因果觀點，旨在將所有經驗轉化為無懼的智慧、自發的喜悅和充滿精力的愛。

霍夫強調，這並非強迫或暗示你要去相信更高的力量，而是了解這些體驗都是真實的。該教信徒視此方法，為佛陀教誨到開悟的重要聯結。

拙火結合了「觀想」與「呼吸」。方法是**深深吸氣，再緩慢的吐氣，在呼吸過程中想像火焰**，以這種方法幫助提升體溫。由於使用者注重的是體驗而非信仰，所以他們也接受科學。

在科學期刊《公共科學圖書館：綜合》（*PLOS ONE*）中，新加坡國立大學（National University of Singapore）的研究人員，對一些修習拙火冥想的尼姑做研究。他們發現這些尼姑可以聚集體內的溫度，在零下二十五度的環境中，將自身體溫升高到三十八．三度，她們也可以靠自己的身體，將包在她們身上的溼衣服烘乾。

霍夫並沒有直接修習拙火，他學到的一切皆來自於大自然，而不是宗教。然而，有了自己的經驗後，拙火的知識確實幫助霍夫更理解冷的力量。這一切最吸引他的部分是，金剛乘佛教根據的是經驗而非信仰，一切都是靠體察而非相信，所有教義都能根據自己的經驗去驗證。霍夫最喜歡的一句話是：「感覺就是了解」，而這也正是拙火技巧鼓勵人去做的事。

靠憋氣刺激副交感神經反應

事先警告：請勿選擇感到暈眩時，會導致危險的姿勢及地點，來練習這項技巧，比如洗澡、在水中、站立、行車等。第一次進行時，請在有督導的狀況下實行。

- 深深吸氣，然後吐氣。
- 深深吸氣，然後吐氣。
- 深深吸氣，然後吐氣。
- 以你覺得最舒服的步調和韻律呼吸。
- **重複三十次**。
- 最後一次，將氣完全吐出，接著再次深入的吸氣，緩緩吐氣，然後等待。

深吸氣，不要太勉強自己，接著緩慢的吐氣，**但不要完全吐掉**，讓一小部分的氣體停留在肺裡。這樣做三十次之後，吐氣完就憋住，直到感覺必須吸氣時，再次吸氣。重複這項練習直到有刺麻、頭暈，或身體疲軟的感覺出現。

藉由深深吸氣並**緩慢吐氣**，你會排放出許多二氧化碳。血液中的二氧化碳濃度降低、**血管會開始收縮，而當吐氣完憋住時，體內仍留有大量二氧化碳**。此時，身體就會釋放更多氧氣到粒線體中來補償。粒線體提供能量給身體的細胞，如果粒線體中有更多氧氣，就會產生更多能量，當廢棄物質排出時，氧氣就有更多空間穿透到細胞深處。

吐氣後憋住會引起副交感神經反應，換句話說，就是身體會放鬆，而這又會引起細胞內有氧的異化作用（aerobic dissimilation）[24]。因此，藉由更深入、謹慎的呼吸，我們就能讓細胞產生更多能量。

暈車、睡眠障礙、有憂鬱症，該如何克服？

做完這些呼吸練習後，許多人感覺到意識擴展開來。這可能是腦細胞裡的粒線體活動，使得腦下垂體和松果體（見第一〇八頁）釋放化學物質所引起。

松果體是決定我們大腦狀態的重要因素，它會製造褪黑激素（melatonin），對我們的睡眠和生殖節律非常重要。我們假設透過WHM呼吸練習，讓更多氧氣進入松果體，進而幫助身體產生更多氧氣。這就是為何此練習對付**暈車、睡眠障礙、憂鬱症**時，能有如此顯著效果的原因。

有趣的是，在東方哲學中，松果體視為靈魂所在。哲學家笛卡兒（Descartes）也認為，松果體是身體與靈魂的聯結點，他是最早開始「推廣」松果體的西方思想家之一。

練習完冰人呼吸法後，我們可以藉由測量憋氣時間，來檢測身體在練習中的改變。所以，練習前先量量看你可以憋氣多久（吐氣完到必須再次吸氣間的時間），練習之後再量一次，你會發現憋氣的時間可以越來越長。

憋氣時間變長是好現象，但是別當作是比賽，這只是檢查呼吸練習是否有效的方式，憋氣本身不是目標。

㉔ 異化作用又稱作分解代謝，將分子分解成更小的單位，並氧化釋放能量的過程，或是用於其他合成代謝反應釋放能量的過程。

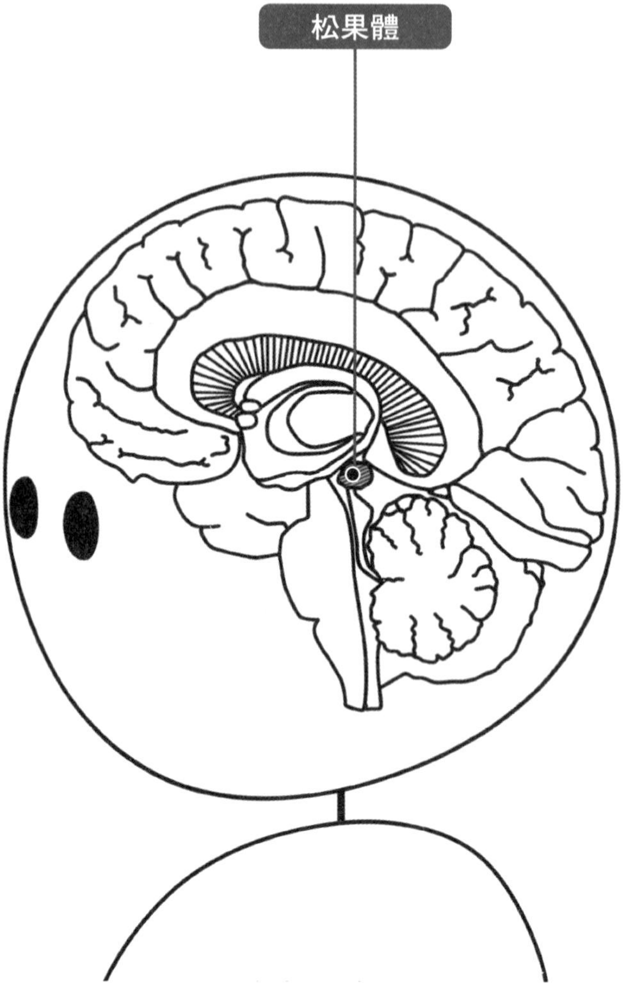

松果體製造褪黑激素，以調節睡眠和生殖節律。

本章回顧

- 許多人呼吸得比正常狀況更快或更深。
- 不正確的呼吸模式與許多健康問題有關。
- 呼吸練習會影響腦部活動。
- 有許多可以用來放鬆的練習。
- WHM運用呼吸來連接松果體。
- 氧氣可以刺激排除廢棄物質。
- 二氧化碳能讓血管擴張。

第 4 章

訓練身體，也同時鍛鍊意志

在冰人呼吸法中，冷訓練和呼吸練習是兩個主要成分，但要將兩者確實付諸實行，你還需要有堅定的意志。

尤其是一開始要關掉熱水、站在冷水底下沖兩分鐘，真的很不容易，這兩分鐘感覺會像一輩子那麼漫長；每天的呼吸練習也不是簡單的任務，你要怎麼撥出時間運用？動機又是什麼？

其實只要和霍夫相處一天，就會給你足夠的動機了，他的熱情和經驗會鼓勵你開始練習。這跟改變行為的方法，比如神經語言規畫（Neuro-Linguistic Programming，簡稱NLP）[25]之類的，一點關係也沒有，單純就是受到他那彷彿來自靈魂深處、源源不絕的熱情驅使。

為了讓你有動機去洗冷水澡，並且嘗試呼吸練習，現在我們要告訴你一個迷人的例子，讓你知道，當你有堅定的意志時，身體能夠做到什麼地步。

霍夫要讓人知道，意志與控制心智比訓練肉體更有效，因此進行了一項艱鉅的挑戰

㉕ 核心為心理學、神經學、語言學與人類感知，目的是安排組織，使之成為系統化模式，並建立主觀現實（透過五感了解到的現實）。

——在北極圈跑馬拉松，這是他面對過的所有挑戰中，最艱難的一項。

他在二〇〇九年進行這項挑戰，當年他五十歲。而且，在零下十六度跑馬拉松還不夠，他竟然只穿著短褲並且脫掉鞋子（沒有穿襪子）就上陣。他這麼做是要測試自己對身體的認知極限，他知道很多事情都是可能的，但單純傳遞知識訊息給其他人是不夠的，他還想要親身經驗。

這次的準備訓練和在芬蘭進行的馬拉松，都是由Firecrackerfilms公司拍攝，該公司經常替ＢＢＣ和國家地理頻道拍攝，而這支紀錄片不久後，就在電視節目Daredevils中播映。

訓練身體……還是訓練意志？

許多在一般氣候條件中準備馬拉松的人，都有訓練計畫，並且逐漸增加跑步的距離。但是霍夫並沒有訓練計畫，**他幾乎沒有去跑步，就只有訓練耐寒程度，並專注於他的意志**。

霍夫準備的方式是，**多做一些呼吸練習和冷訓練**。冬天時，他晚上到阿姆斯特丹的運河游泳。為了適應更極端的氣候環境，他選擇在屠宰場的冷凍儲藏庫中訓練，那裡面

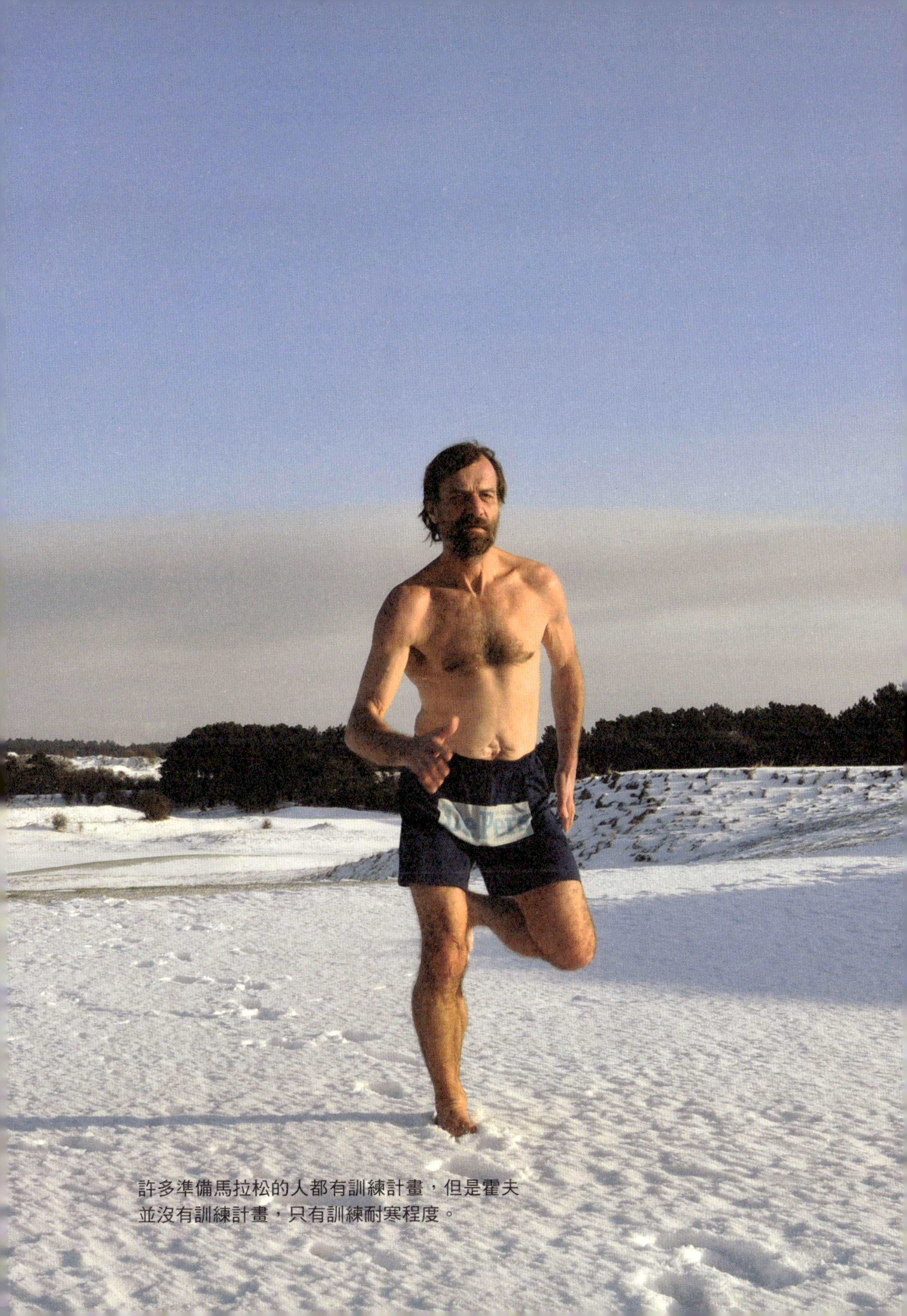
許多準備馬拉松的人都有訓練計畫，但是霍夫並沒有訓練計畫，只有訓練耐寒程度。

的溫度是零下二十五度。他練習呼吸技巧，並逐漸培養自信，相信他能完成這次挑戰。訓練過程結束後，他覺得身體更強壯，精神也更好。

極地生存的專家格林．大衛（Glyn David）提出強烈的疑慮。他認為，在那樣低溫的環境中，呼吸已經非常困難了，慢跑又會使人呼吸得更深。因此在這樣的條件下，要連續跑步幾個小時，基本上是不可能的事。

光著身體到北極圈跑馬拉松

霍夫在馬拉松開始的前六天抵達芬蘭，就算從芬蘭人的標準來看，當時還是非常冷。馬拉松的前一天，他又在極度寒冷中多練習了一次，並到冰層底下游泳了好幾十公尺。當時替他檢驗的醫師發現，他的心跳、血壓和血氧飽和度在游泳前後是一樣的，然而，他們都無法理解為什麼。總之，霍夫感覺很好，也準備好接受挑戰。

在馬拉松的期間，霍夫一直保持著微妙的平衡。如果他跑得太快，會使用過多能量，也就必須呼吸得更深，這在零下十六度幾乎不可能；但若跑得太慢，就會在寒冷中曝露過久，而面臨凍傷等各種嚴重風險。

跑了兩個小時後，一切都還很順利。他的雙腿感覺沉重，但步伐還是相當穩健，此時他已經跑了約二十一公里了。然而，到了第三十公里，比賽已經超過三個小時多一點時，他的疲倦感突然湧現，看得出來他很累，而且因寒冷而痛苦。

霍夫的第二任妻子卡洛琳（Caroline）跟攝影團隊及一位醫師，都坐在他前面的車子裡。卡洛琳很擔心他，因為狀況可能會變得非常危險，但霍夫還是繼續跑，到了第三十七公里時，他開始只能用走的……。在經過五個小時又二十五分鐘後，霍夫完成了這個不可能的挑戰——裸著上身、在北極圈跑完馬拉松，而且沒有事前的馬拉松訓練。

如此強烈的意志，似乎只有在類似霍夫這樣特定的人身上，才可能看見。但霍夫拒絕相信這點，因此在幾年之後，他決定帶著一群人，爬上吉力馬札羅山頂，讓這個團隊做到不可能之事。

挑戰四十八小時內，登上吉力馬札羅山

霍夫決定要跟一群人一起爬上吉力馬札羅山。吉力馬札羅山位於非洲坦尚尼亞（Tanzania），海拔五千八百九十五公尺，在登山客和健行者間非常熱門，而訓練有素的登山客可以在六天內攻頂。

為了要讓挑戰更加艱鉅，霍夫想要在四十八小時內，與這團的二十八個人一起爬上

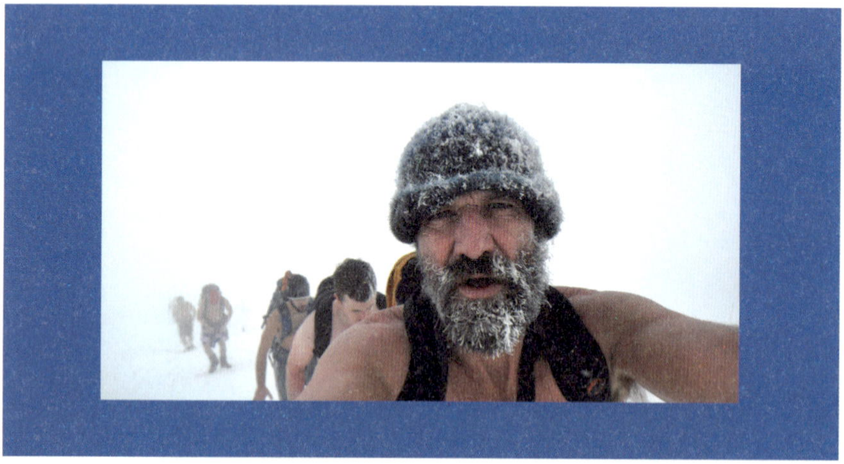

霍夫想要在 48 小時內，爬上吉力馬札羅山。

山頂。霍夫認為，我們每個人都可以做到一般人以為不可能的事情。當時的每個人、連裡面的團員都說，要讓這麼大的團隊在四十八小時內登頂，根本不可能。

而且，霍夫彷彿還嫌挑戰太簡單似的，因為這團中的某些人還有一些疾病，比如多發性硬化症[26]、風溼病、克隆氏症和癌症。更離譜的是，他們都沒有爬高山的經驗。

挑戰日期訂在二〇一四年一月，然而，這個探險隊在準備階段時，就已經一團混亂。阿姆斯特丹醫學中心的鮑烏傑博士希望以個人身分，與探險隊同行、幫忙他們。而當地的嚮導覺得，這個挑戰本身就是個糟糕的想法，因此到了最後一刻，嚮導突然決定不去了。但是霍夫堅信，只要他們專注於自己的呼吸，這個團隊絕對能登上山頂，況且他們先前都已經受過冷訓練，一定能成功。於是，他們出發了。

當這群人抵達荷洛波山屋（Horombo Hut，位於海拔三千七百零五公尺的山屋小聚落）時，氣溫已經降到三度。霍夫似乎還覺得帶著二十八個人（而且大多數還是病患），在四十八小時內爬上吉力馬札羅山頂，似乎不夠困難，因此他建議大家裸著上身、只穿短褲爬山，而祕訣就是呼吸和冷訓練。

他給這群人一些指引後，將大家分組，成對的伙伴必須互相照顧。更重要的

㉖中樞神經系統（指大腦和脊髓）的慢性疾病。

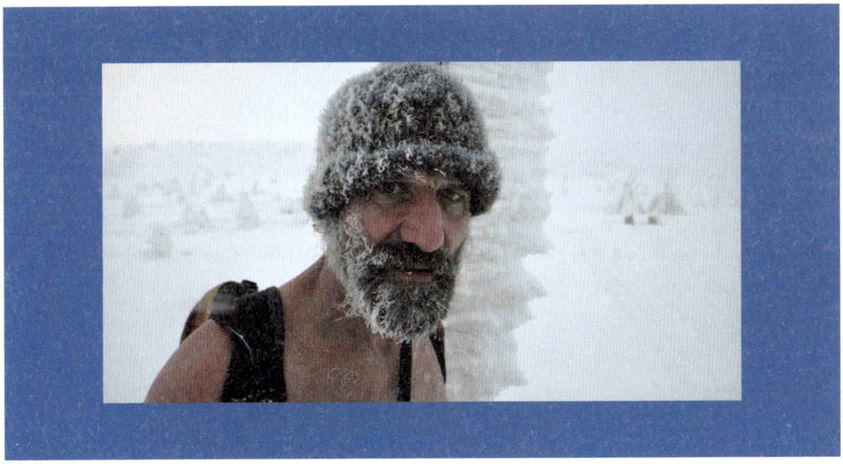

最後他們成功並引起媒體關注。

是，他們必須確定彼此都有持續進行呼吸練習。他們要不斷的深吸氣，然後平靜、緩慢的吐氣。為了對抗高海拔引起的不適，他們還要在夜間起床，繼續進行練習。

最後，出乎所有人的意料（當然不包括霍夫），這個團隊展現出驚人的壯舉。有二十四個隊員爬上了烏呼魯峰（Uhuru Peak），海拔約五千八百九十五公尺的最高峰，其山頂溫度是零下十五度。光是這麼龐大的團體可以攻頂，就已經很了不起了，更何況這些人都沒有爬山的經驗。

當他們在四十八小時內爬到山頂時，沒有人能夠理解為什麼。而這項壯舉引起媒體關注，霍夫和鮑烏傑博士受邀到荷蘭著名的時事節目《鮑烏與維茲曼》（*Pauw en Witteman*）接受訪問，許多報紙也都刊登了這項勝利。

所以，這件事到底是怎麼發生的呢？

霍夫深信呼吸練習的力量，雖然整個團隊都沒有爬山的經驗，但他們**全都受過扎實的冷訓練，可以忍受低溫**。此外，達成壯舉的意志，當然也是非常重要的因素之一。

團隊中帶病上陣的成員，包括安娜·瓊那卡（Anna Chojnacka，多發性硬化症）、馬克·伯斯（Mark Bos，攝護腺癌）、韓馮丹貝爾（Henk van den Bergh，風溼病），和馬錫斯·史東（Mathijs Storm）與漢斯·艾米克（Hans Emmink，克隆氏症），他們全都走到了山頂。

這些人都知道他們身體不舒服，但並不認為自己是病人，而他們一次又一次的證明了這點，這種想法正是意志的重要展現。史東說：「我的確是個患者，但我也是馬錫斯·史東，一個只要想要，就可以做到任何事的人。」

二〇一五年一月，霍夫帶著一個全新的團隊，再次攀爬吉力馬札羅山，這一次的目標是在三十六小時內攻頂。同樣的，霍夫想要讓大家知道，每個人都可以做到這些超乎他們想像的事。WHM練習的效果很棒，十九個人裡面，有十五個人成功裸上身爬到山頂。

這個團隊並沒有因為自負而罔顧安全，他們沒有爬到最高的烏呼魯峰，而是選擇在吉爾曼點（Gilman's Point）停止。這是在環形山的邊緣，海拔為五千六百八十五公尺，而其中一位成員就在這個地點向妻子求婚。

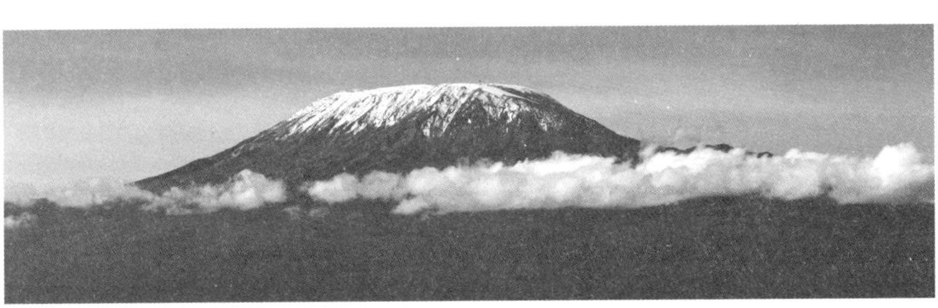

霍夫於2015年，帶著新團隊再次攀爬吉力馬札羅山。

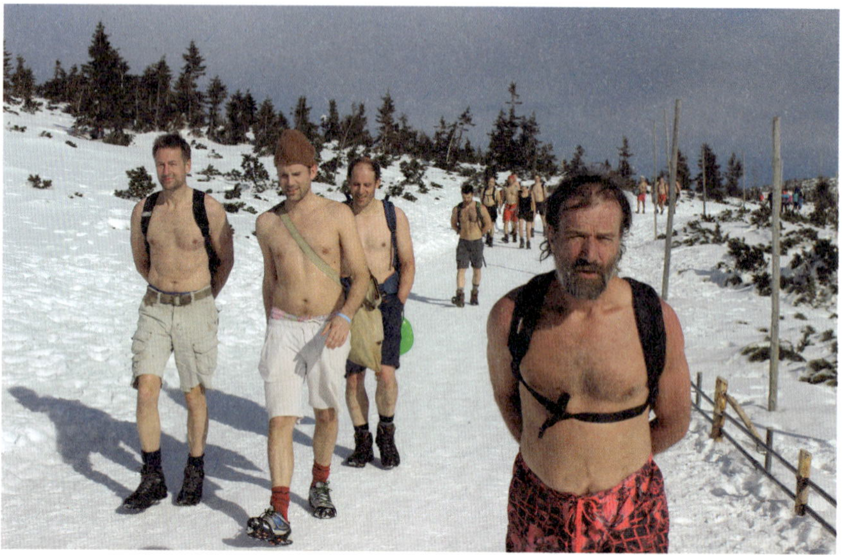

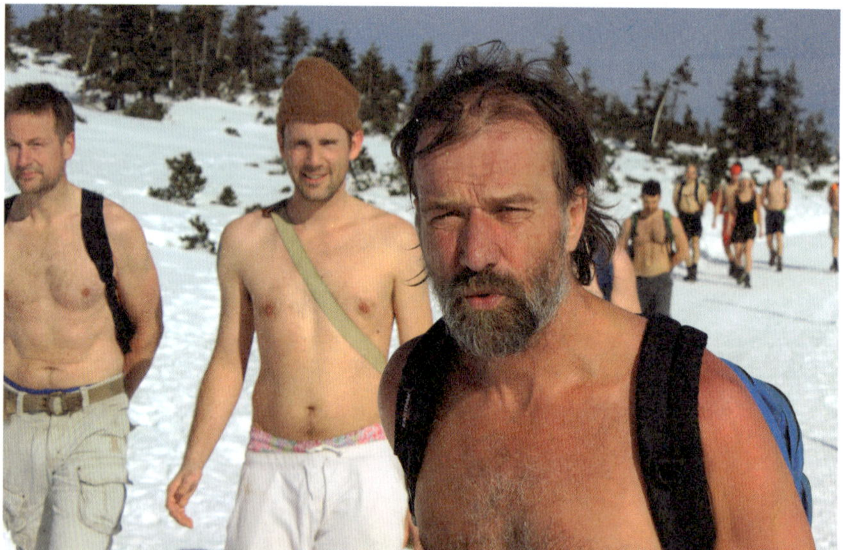

團隊中還有些患者，而且都沒有爬高山的經驗，卻成功了。
這正是意志的展現。

冰人呼吸法的副作用

霍夫的方法由三個部分組成：冷訓練、呼吸練習和意志。它還牽涉到更多部分，我為本書訪問了許多人，發現進行冷訓練和呼吸練習的人，他們生活中的其他事物也因而改變了。

他們因此睡得更好，更常散步或運動，也更享受日光。我們不會仔細討論所有的改變，不過有兩件事特別值得注意，而且很多人都有提到——他們會赤腳走路而且吃得比較少。

1. 赤腳走路。

許多使用WHM的人開始赤腳走路，我進行了十場訪談，其中有八個受訪者已經開始這樣做，這絕對不是巧合。霍夫本人並沒有注意這件事，不過他也常赤腳走路。

許多人認為光著腳走路有益健康，一旦你開始去注意，就會發現居然有那麼多人在赤腳慢跑，而且這個主題經常在報章媒體中出現。這些文章指出，**赤腳走路能強化腳的肌肉**，你穿著鞋時幾乎用不到這些肌肉，而且**赤腳走路也能增加骨質密度**。

我們的腳上有二十萬個末梢神經，聽起來是很龐大的數字，這就是為什麼赤腳走路會如此敏感。當我們把腳輕輕放下時，會感覺非常愉快、舒服，對某些人來說，感覺就像在按摩。此外，光著腳走路使我們的走路方式不一樣，會將更多的重量放在腳尖。

一九八七年，史蒂芬・羅賓斯（Steven Robbins）與阿德・哈納（Adel Hanna）研究十七位業餘慢跑者，發現不穿鞋子慢跑四個月後，足弓的高度平均減少了四・七毫米。羅賓斯和哈納認為，這種改變一定是因為足部肌肉活動增強所致，而這有助於**減少或消除腳底的足底筋膜壓力**。這項研究成果非常好，因為赤腳慢跑帶來的改變是漸進式的；研究也顯示，如果改變的速度太快，會提高足部受傷的風險。

喜歡赤腳走路的人強調「接地」，也就是與地球的電場聯結，對健康有極大的好處。地面帶著負電，而空氣中充滿了正電。近年來，由於收音機、電視、手機和其他的無線通訊設備廣泛使用，因此正電的量已經大幅增加。太多的正電會干擾正、負電之間的平衡。

電機工程師克林頓・歐伯（Clinton Ober）指出：「由於現代的生活形式，導致我們已經與大地隔絕，這不是個健康的現象。」他發現，接地能讓我們接觸到地球表面的負電，對健康有許多益處。

你平常能透過接觸地表，來抵銷過量的正電嗎？這是個很困難的問題。因為平常的接觸面有部分被橡膠鞋底阻隔，使得我們無法釋放掉正電。然而，赤腳走路可以讓你直接接接觸地表，給你更多能量。

其中一位受訪者表示，自己現在更常赤腳走路。他叫做李查．迪雷斯（Richard de Leth），曾在阿姆斯特丹自由大學（VU University）念醫學院，他的治療方法融合了西醫和中醫。著有《極度強壯》（*Oersterk*），銷售超過七萬本，鼓勵大家吃更健康的食物，其中一章的內容是關於**少吃糖**。下面是迪雷斯最喜歡的名言，出自一九四八年的諾貝爾文學獎得主 T．S．艾略特（T.S. Eliot）：

> 「我們是在哪裡，失去了蘊藏於知識中的智慧？
> 又是在哪裡，失去了隱藏於資訊中的知識？」

在迪雷斯尋求智慧的過程中，他遇見了霍夫。二〇一三年，他參加了霍夫的工作坊，進行呼吸練習，也坐在裝了冰塊的浴缸中。他表示那天的經歷非常不尋常，才做了**幾次練習，就已經可以憋氣兩分鐘半；不需要特別換氣，就能做六十下伏地挺身**。而且

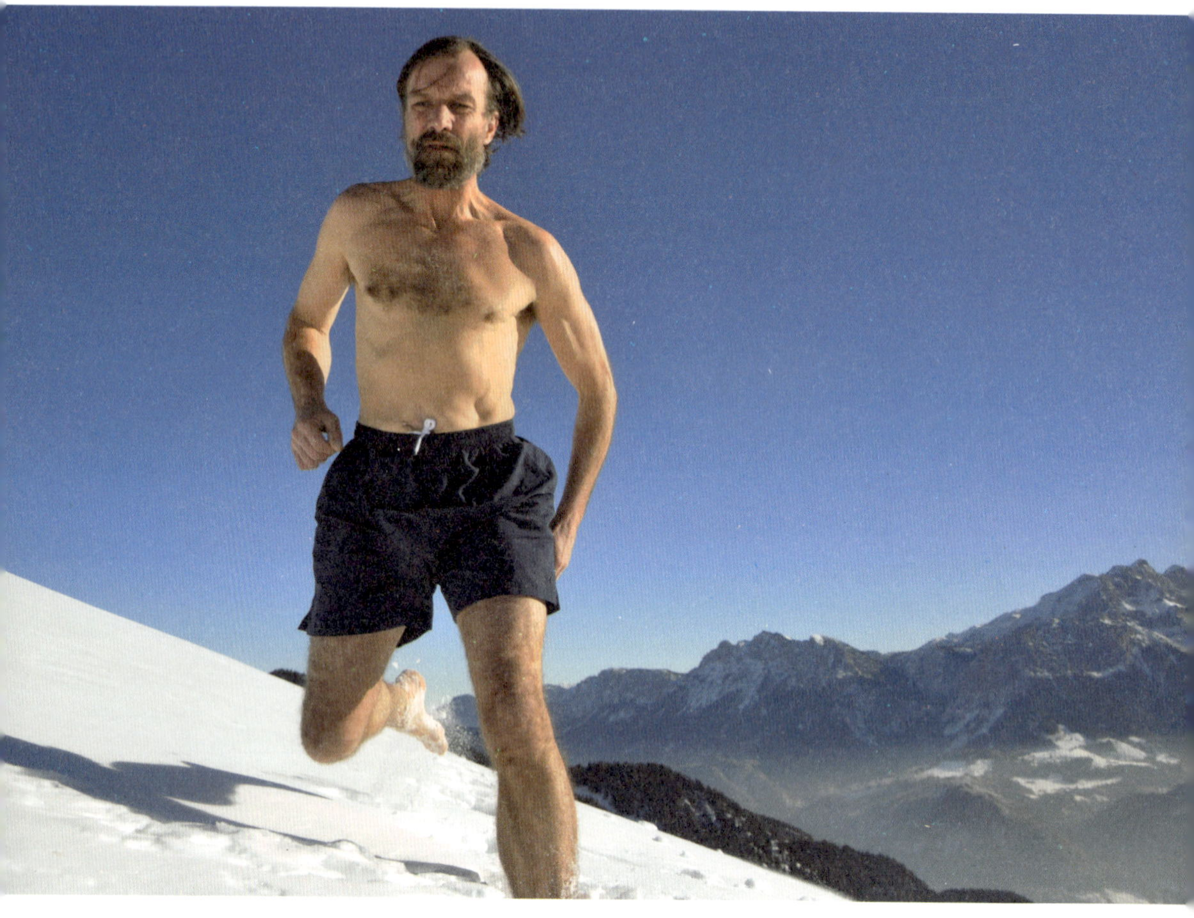

赤腳走路有助於減少或消除腳底的足底筋膜壓力。

冰浴的感覺非常棒，他的身體立即變成紅色，這是血液循環良好的象徵。

工作坊結束後幾個月，我們詢問迪雷斯是否還有在使用他學到的方法。他表示依然有在做呼吸練習，而且期待冬天下雪，這樣他就可以光著腳到戶外。對他來說，永久的改變是更常赤腳走路，無論在室內或屋外，那種感覺非常好。

2. 飲食。

許多實行WHM的人，飲食習慣也改變了。霍夫白天幾乎不吃東西，他很少吃早餐和午餐，只有在傍晚時才會吃點東西，但是他想吃多少就吃多少、想吃什麼就吃什麼。

艾格伯特是最早研究霍夫飲食習慣的少數人之一，他是呂伐登公司的律師，我們在第二章中提過，而現在，我們要更仔細的檢驗他的實驗內容，因為他發現的結果與WHM如出一轍。

每天只在五個小時內吃飯，竟能迅速變瘦

艾格伯特的飲食方法很簡單，卻能有效滲透到許多現今文明病的核心。他發現了一種飲食哲學，和霍夫的飲食方法非常類似，叫做「五小時間歇性斷食法」（Fast-5 diet）。在此澄清一下，霍夫並沒有鼓勵人們主動採取這種飲食方式，他是出於直覺這樣吃的。而霍夫和艾格伯特的飲食法，可以用很簡單的方式來歸納：每天進食時間集中在**連續五小時的區間內，此外就不要吃**。

「五小時間歇性斷食法」是由前美國空軍醫師伯特・赫林（Bert Herring）發現（或者「再發現」）。身為醫師，他知道沒有生理上的原因，會導致任何四十歲以上的男性、女性體重過重。然而，當他看著鏡子時，卻看見一個有著肥厚雙下巴、大胸部、大肚子的人。他想要擺脫這些負擔，但他沒有直接前往健身房，而是先去了圖書館。

赫林讀了許多現代文明病與其疾病的成因，再重讀自己以前的教科書，發現重點不只是吃了什麼，吃得頻率也是關鍵。

其他的大型哺乳類動物，通常一天只進食一次，他們鮮少過重，也幾乎不會有心血管疾病、糖尿病或癌症。而人類亦是大型哺乳類動物，因此不該只是創造來整天吃東西的。赫林的太太裘蒂（Judi）是名醫師、也超重了幾公斤，當他和太太談論起這件事時，兩人便決定一起做實驗。

他們規定在一個月內，**想吃多少或想吃什麼都沒關係，但進食時間只在下午五點到晚上十點之間**。沒想到後來的結果非常驚人，赫林看見身體的某些部位長出了肌肉，他從來沒親眼見過那個部位會有肌肉。雖然他知道會有，但都是從解剖書中得知。

赫林**瘦了許多**、**血壓下降**、**牙齦不再感染發炎**，他感覺體力變好，甚至想要出去慢跑。同樣的改變也發生在他太太身上，這些效果讓她既意外又開心。而他們的朋友也出於好奇，採用了他們的飲食方法，都有類似的效果。

因此，赫林決定把這個每天只吃五小時的方法，命名為「五小時間歇性斷食法」。他為此寫了一本電子書，放在網路上讓人免費閱讀。這位前美國空軍醫師說，他並不想藉如此簡單的事實賺錢，還強調這個方法可以印在啤酒杯墊的背面。他在書裡解釋，這個方法訓練你的身體主要以脂肪當燃料，而非葡萄糖。同時，這也就是冷訓練中，製造棕色脂肪的原理。

一開始，大多數人使用此方法時，就跟艾格伯特律師一樣，還是會覺得飢餓；到了下午五點，他們很可能有強烈的「暴食」衝動。這是正常反應，過幾天後，這種衝動就會完全消失，你不需要對抗它，因為那股衝動會自行減弱。雖然，頭幾天你可能會有點虛弱、有暈眩感，但不需要為此擔心，除非你患有糖尿病，而且之後無法適應你的藥物，就要先立刻暫停這個方式。

這個飲食法完全沒有限制你的卡路里攝取量，但很快的，你就會自動吃得比較少。這就是為什麼攝取食物，應該以**高營養成分**的食物為主，這點很重要。赫林的建議是，選擇各式各樣的蔬菜、水果、肉類、魚和雞肉，它們能提供各種營養所需。當你的身體習慣這種「比較簡單」的方法時，你會有所感覺。除此之外，由於消耗掉的脂肪比葡萄糖多，所以每星期體重會減少約三百公克，體力也會變得比較穩定。

現在，我們已經討論過冰人呼吸法與呼吸、寒冷、意志之間的關聯了，那麼科學界對它的看法，又是什麼呢？在下一章裡，我們會描述拉德堡德大學醫學中心的研究，以及皮耶．卡培爾（Pierre Capel）教授的精闢見解。

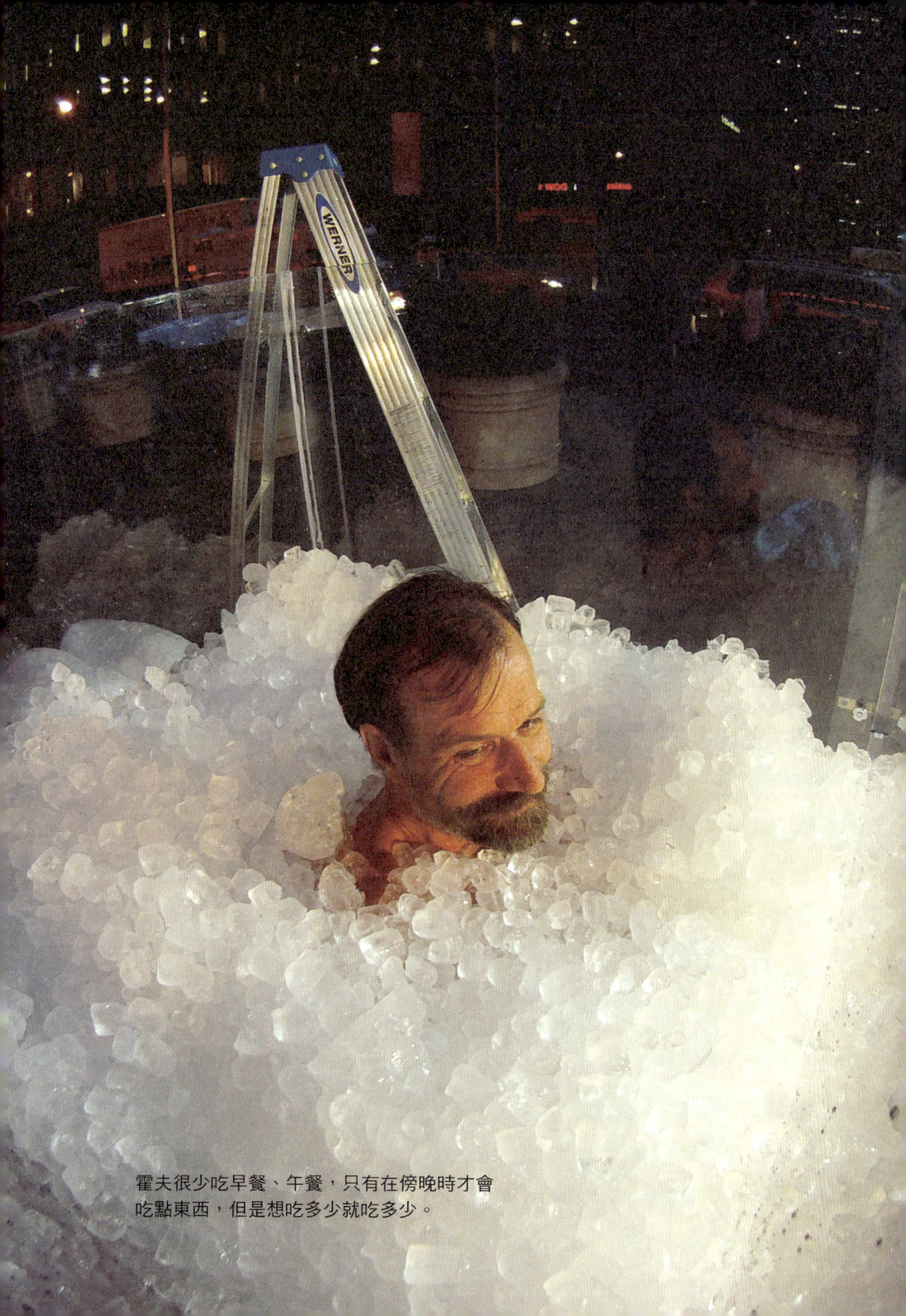

霍夫很少吃早餐、午餐，只有在傍晚時才會
吃點東西，但是想吃多少就吃多少。

第5章

不要懷疑，這些都有科學根據！

「我是個科學家，身體就是我的實驗室。」

——文恩．霍夫

霍夫那些極端的壯舉，也引起了科學家的注意。研究人員排隊想研究他，也想對他那些不尋常的成就提出解釋，因為他身體能做到的事情，和所有醫學教科書教得不同。

二〇一一年，荷蘭奈梅亨市的拉德堡德大學醫學中心，開始長期研究霍夫與他的方法。起初，他們將霍夫視為個案來研究，因為**霍夫宣稱，他可以影響自己的自主神經系統和免疫系統**，然而這件事非常不尋常，這**違背了所有醫生在醫學院學到的東西**。

我們在第三章已經討論過自主神經系統，簡單複習一下，在你活著的每一秒，你的身體都在自行運作，不需要意識介入。你的腸道在活動、瞳孔擴張或收縮、心臟跳動、身體維持恆溫、體內的數十億細胞也不斷在活動，這些功能全都是自動進行的，所以才會稱作「自主神經系統」。

這個神經系統有兩部分：副交感神經系統和交感神經系統。以簡單的詞彙解釋，副交感神經系統是煞車，而交感神經系統是油門。

我們還知道，人體無法控制另外一個系統，那就是先天免疫系統，它也不需要意識操控就能自行運作。先天免疫系統是非常古老的演化防禦系統，對抗細菌、病毒和身體的其他外來威脅。而醫學記載，我們不能夠有意識的影響自主神經系統，以及先天免疫系統。但霍夫並不認同。

訓練組被施打內毒素，竟毫無影響

為了檢查霍夫那句話的真實性，研究人員替他注射了一些內毒素（endotoxin），這是在某些病毒的細胞壁上發現的強烈毒素。我們的先天免疫系統經過了數百萬年的發展，會對這種毒素立即產生反應。白血球上的一些特定受體，稱為類鐸受體（toll-like receptor，簡稱TLR），會與內毒素結合並產生炎性蛋白，這可以視為無法控制的反射反應。

除了霍夫以外，還有一組控制組，組內的十二個人也注射了內毒素。由於人體免疫系統的反應，這些受試者都產生了像流感一樣的症狀，包括發燒、顫抖，和頭痛。但是，霍夫做完他的呼吸練習後，完全沒出現任何症狀，讓研究人員非常詫異，他的身體顯然可以應付這些內毒素。

研究人員在實驗中發現，霍夫交感神經系統中的血液活動指數升高，甚至在注射內毒素之前，他的腎上腺素就已經升高了。相較於控制組，**霍夫一開始的皮質醇增加得非常快速，因此之後檢驗出的炎性蛋白，也比他們少許多。**

這項實驗顯示，在醫學界中的普遍認知，即我們不能夠影響自己的自主神經系統，或先天免疫系統，已經不復真實。至少，在霍夫身上不是。

> 「我必須在這次實驗中非常投入。當身體被注入一定劑量的毒素後，我必須去對抗它，但那不是最困難的部分。多年來，人們看待我的方式，彷彿我是馬戲團的賣點，同時，我也備受嘲笑、奚落、批評、諷刺。但我知道，我可以影響自己的自主免疫系統。等待認可的過程很難受，不過現在我非常開心，因為彼得·皮克斯（Peter Pickkers）教授已經從科學上證明，我真的能夠做到。」
>
> ——文恩·霍夫

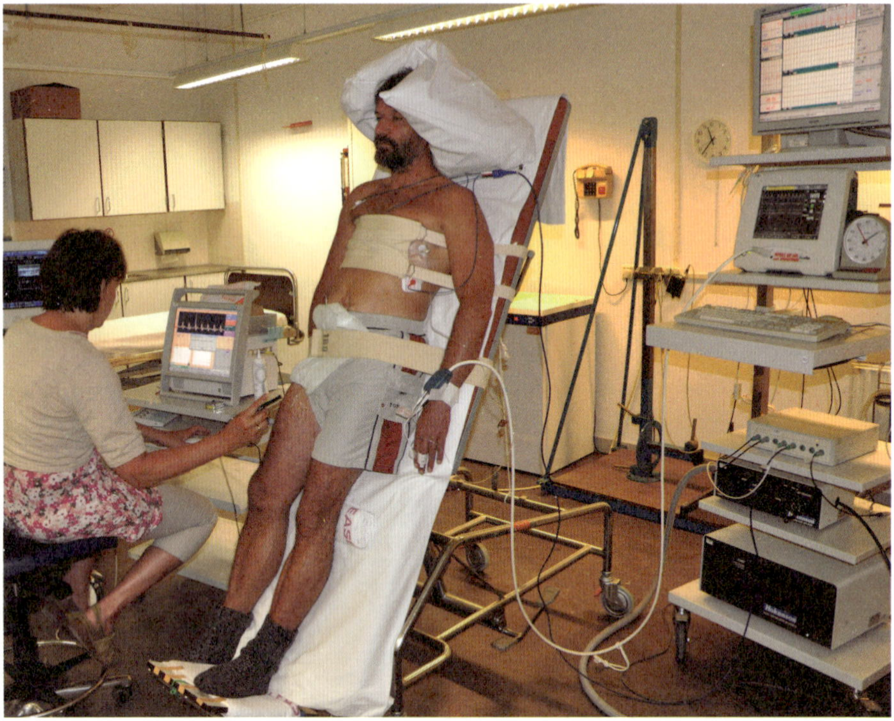

實驗證實，霍夫能影響自己的自主神經系統。

這對有自體免疫系統疾病的人來說，有任何意義嗎？他們能運用霍夫的方法，戰勝自身的疾病嗎？研究人員並沒有準備宣布這樣的定論，至少當時還沒。雖然在這次實驗中，霍夫被各式各樣的醫學儀器密切監控，也檢驗了血液，但背後還是沒有堅實的科學證據。因為單一個案身上的發現，證明不了任何事情。

因此，到了二〇一三年，研究人員決定再進行一次後續測試。這一次的實驗對象是二十四位年輕、健康的男性受試者，他們是從自願參與這次實驗的眾多候選人中，隨機抽出。這些受試者被分為兩組，十二個人要學習霍夫的方法一週，另外十二個人不用。之後，所有受試者都注射了內毒素。結果顯示，那十二個沒有學習ＷＨＭ的人，出現了不同反應，只有少數人沒什麼反應，但大多數人都發燒；而**十二個學習ＷＨＭ的人，全都非常健康**。

帶領這個研究團隊的，是實驗性重症照護醫學部門（Experimental Intensive Care Medicine）的皮克斯教授。他的研究團隊多年來主要研究感染、免疫系統，以及人體如何運用、影響這些部分。

一開始，皮克斯對這個結果持保守態度，就算人們可以影響自己的免疫系統，也不表示有慢性疾病的人，可以從這樣的資訊中受益。

實驗室的測量方法，對這項試驗的結論至關重大。而十二個受過ＷＨＭ訓練的人，對內毒素沒有起任何反應，只是這項研究中的一小部分而已。

實驗室的結果證實，經過短時間的訓練、學習使用冰人呼吸法後，這十二個人可以影響自己的自主神經系統。這是第一次，這件事情有了科學證據。

研究人員對兩組人馬的反應差異，充滿了高度興趣，皮克斯一開始對這項研究還抱持著懷疑態度，但現在已經堅定的相信，人類真的可以影響自身的自主神經系統。

「一個人可以主動且有意識的控制自己的免疫系統，是很獨特的現象。」

——彼得·皮克斯教授

那些使用WHM訓練的人，在他們一開始運用這個方法後，腎上腺素便立刻上升。此外，抗發炎蛋白IL-10和抑制炎性蛋白IL-6、IL-8、TNF-α也增加了。而控制組的腎上腺素和抗發炎蛋白，仍然維持很低的數值，導致炎性蛋白的數值居高不下。受過WHM訓練的受試者全都顯示出，他們可以有意識的影響自主神經系統和先天免疫系統。

現在的問題在於，這個方法能否套用到已經有發炎疾病的患者身上，皮克斯對此還是極為謹慎。他指出，那些受過訓練者的腎上腺素值相當有說服力，這組人居然可以提升自己的腎上腺素，數值還比要去高空彈跳的人高，這是很驚人的結果。腎上腺素是非常關鍵的元素，因為人體的腎上腺素可以抑制發炎過程。慢性壓力很不健康，但受到控制與急性的壓力卻是人體原有的藥物。

許多藥物都有一樣的目的，就是抑制發炎。但所有的消炎藥物中，比如最出名的類固醇，也都有同樣的缺點：產生多種、嚴重的副作用。不過，由自己身體分泌出的腎上腺素，便是天然又較健康的替代物。皮克斯還說，如果藥物能發揮二〇％的效果，就該值得滿意了，但受過WHM訓練的那組人，竟然可以運用自身的腎上腺素，達到五〇％的效果。

實驗結果隱藏的潛力

這個實驗的結果，被刊登在具有領導地位的科學期刊上，像是《自然》（*Nature*）和《美國國家科學院院刊》（*PNAS*）。期刊出版後，霍夫預期會引起一陣狂熱，因為科學已經證實了冰人呼吸法的可能性。但令他意外與失望的是，這些事實並沒有受到太多關注，評論家和一般大眾並沒有立即看出這件事的潛力。有趣的是，這個研究結果是在

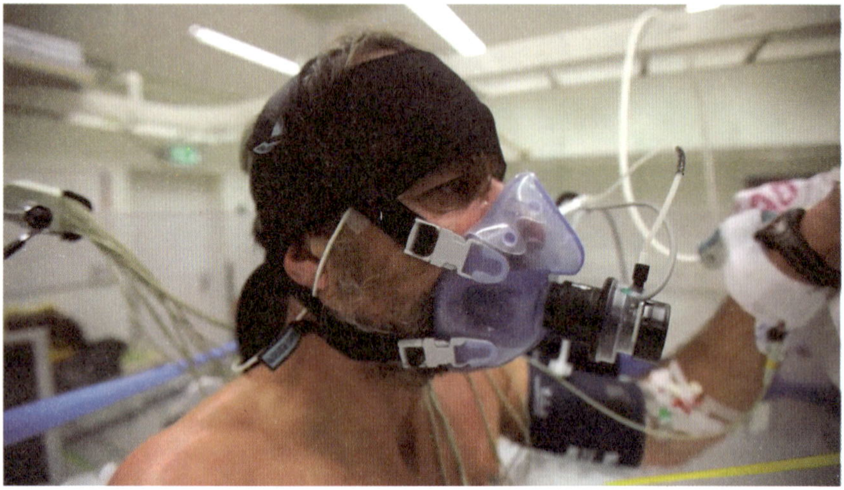

受過WHM訓練的小組竟然可以運用自身的腎上腺素，達到50％的消炎效果，而藥物的消炎效果能發揮20％就算顯著了。

非常有名的歐洲歌唱大賽（Eurovision Song Festival）前一天所宣布。

儘管如此，這個研究的價值還是受到了認可。就在研究結果出版後，臨床化學（Clinical Chemistry）的費勒斯・馬斯齊特（Frits Muskiet）教授就在荷蘭全國性的電臺上說，他們已經「觸及幾乎所有的現代文明病」。

他解釋：「我們的身體不斷在戰鬥與對抗感染。它應該處於平衡，但是並沒有，原因在於我們現代生活的方式，因為我們處在永久的低程度感染中。因此，你可以說我們都受到慢性感染，但由於程度太低而難以察覺；無形中，它也已經成為許多疾病的溫床。而這個實驗團隊告訴我們，抑制發炎反應是有可能的，我希望這能夠帶起更多的相關研究。」

卡培爾教授是一位生物化學與免疫學專家，他更進一步研究，認為冥想、呼吸技巧和冷訓練所提供的可能性，還不止於此。以他的觀點來看，皮克斯的解釋只不過是冰山一角。

現在我們可以確定，霍夫的方法不只對他個人有效，對其他人也有效；也了解到冰人呼吸法——呼吸練習、冥想和冷訓練，都能對身體帶來真實變化，而且原本都以為是個人無法控制的。事實上，我們的免疫反應改變，就可以做到更驚人的生理壯舉，就像霍夫和他的團隊一樣，登上吉力馬札羅山，還破了紀錄。

為什麼要用冰水訓練，而非熱水？

我們先從最困難的成分開始：冰水。要了解冰水訓練為什麼有效，必須學習溫度對受體的反應，以及他們對身體的作用。受體的家族稱為「瞬時受體電位通道」（transient receptor potential〔TRP〕channels），它們會對不同的刺激起反應，比如溫度改變就是一種刺激，接著誘發身體的一系列反應。

針對不同的溫度範圍，甚至還有不同的TRP通道，這些範圍包括超過四十二度的熱、介於二十二度到四十一度的溫暖、低於二十二度的冷，以及低於七度的嚴寒。當身體遇到冷、熱時，TRP會聯結到痛覺受體，因此當你坐在冰浴中，會感覺到冷和痛，而反射動作就是立刻離開。

「感覺」疼痛，關鍵在於受體敏感度

當你輕敲手指，會有碰到東西的感覺，但不會痛。可是如果你的手指發炎，再去敲它，可能就會非常疼痛。發炎的手指並沒有比較多痛覺受體，而是裡面的受體變得比較敏感。

現在開始會稍微複雜一點。受體如何變得比較敏感或不敏感？受體由一種叫做ASIC的蛋白質組成，若是三個這樣的蛋白質形成一個複合物，就能誘發痛覺刺激。痛覺刺激也取決於身體的酸度（PH值）。當PH值正常（七．四），只有一小部分的痛覺受體處於活躍狀態。當PH值下降，疼痛就會增加；若PH值上升，疼痛會幾乎消失。除了疼痛外，這些受體也會誘發恐懼和劇烈的壓力反應。所以當你毫無準備的浸到冰水裡，就會覺得疼痛、害怕、恐慌和強烈的壓力。

那麼，霍夫為什麼不會感覺到這些激烈反應？他怎能長時間待在冰水中，體溫還絲毫不會下降？其中的祕訣到底是什麼？

這就是呼吸派上用場的時刻。**霍夫藉由特殊的呼吸技巧，使得身體的PH值會上升到七．七，其痛覺受體就會變得不活躍**。如果你做完這個呼吸練習，再進入冰水中，就不會感覺到任何疼痛、恐慌或壓力，因為大腦的痛覺中心已經不活躍了。

雖然，溫度受體仍然在運作，但是它們**不再聯結到疼痛或恐懼。冷的受體會傳送訊號給身體，燃燒棕色脂肪**、快速釋放大量的卡路里。同時，表皮（皮膚的外層）的循環也會關閉，因此身體失去的熱量會比較少。上述種種功能，都確保體溫幾乎不會下降，這讓霍夫可以在冰水中游泳，而不受低溫影響。

但是事實還不止如此。

卡培爾的研究顯示，呼吸練習、冥想和冷訓練對我們的DNA也有重大影響。他解釋，我們體內的每個細胞都含有同樣的DNA，記錄每個身體功能所需要的資訊。你的心臟、肝臟、雙手、牙齒都有同樣的DNA，但是不會有毛髮從你的牙齒長出來，心臟和肝臟的功能也完全不同。那是因為你心臟裡的細胞，其DNA中的某些功能是「關閉」的，而有些則是「開啟」。而開啟或關閉基因這個重要過程，是由「轉錄因子」（transcription factors）調節。

轉錄因子是一種DNA開關。每一組基因都有一個DNA密碼，要由特定的轉錄因子辨識。當因子與這個密碼結合時，就會啟動複雜的程序，將基因裡面的資訊轉化為有特定功能的蛋白質。一個轉錄因子調節了數百個不同的基因，因此就算只有一個因子變得活躍或不活躍，也會大幅影響身體裡的數百種功能。

除了特定基因總是維持著開啟或關閉（這樣肝臟細胞才會是肝臟細胞，而不是腎臟細胞），也有一些基因是根據外在環境，像是社會接觸、飲食和運動，調整該開啟還是關閉。因此，快樂的運動或是氣呼呼的躺在沙發上，兩者發送給基因的訊號是不同的。

在數百種轉錄因子中，只有一種引起我們的高度興趣：**核因子活化b（nuclear factor kappa b），簡稱NF-kB。這個因子控制許多非常重要的生物程序，包括免疫系統的功能和癌症的發展**。大部分人都知道，發炎過程是許多疾病的根源，而NF-kB就是在慢性與折磨人的發炎反應中，不斷出現的決定因子（見左頁圖）。

冰人呼吸法怎麼壓抑發炎反應？

皮克斯發現，霍夫可以調節自己身上的好幾種炎性蛋白，其中包括IL-6、IL-8和TNF-α。根據卡培爾的說法，這些蛋白質皆由NF-kB控制。這也代表，透過冥想、呼吸練習和冷訓練，霍夫可以改變他的NF-kB活動。然而，事情沒有那麼簡單，我們要看的

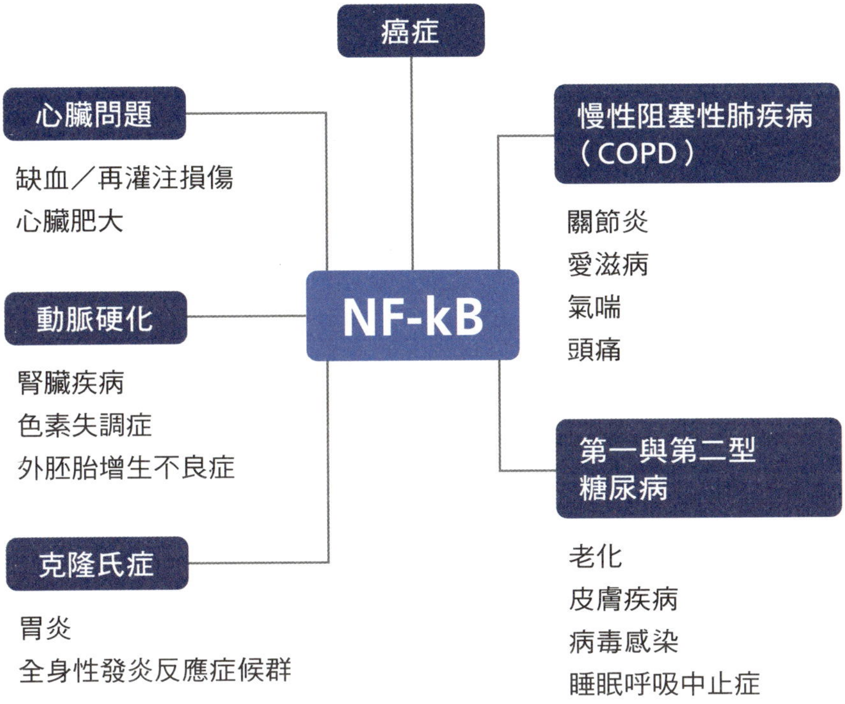

NF-kB和文明病之間有許多聯結。

部分不只是NF-kB，因為在轉錄因子的世界中，許多影響或是抵制的因素，彼此都息息相關。

在這個複雜的系統中，另一個重要角色是CREB（亦為轉錄因子）。在絕大部分的過程中，CREB和NF-kB是同時啟動的，通常由NF-kB反應主導。比如對內毒素的反應，就是NF-kB居主導地位的過程。在NF-kB的控制之下，炎性蛋白的數量會增加，導致發燒與其他不舒服的症狀出現。

但是，當霍夫和受過訓練的小組被注射內毒素時，卻發生完全相反的反應。當他們開始進行特殊的呼吸練習時，**腎上腺素立刻升高，這活化了CREB、使其居於主導地位，因此原本NF-kB控制的炎性蛋白，就一直維持在很低的量**，而CREB調節的蛋白質，像是IL-10則增加了。由於IL-10也會抑制發炎，所以發炎反應就被雙重壓抑了。

形成癌症、糖尿病等問題的決定因素——NF-KB

如上頁圖所示，大量疾病都與NF-kB活動直接相關。慢性壓力會引起大量的NF-kB活動，如果你可以影響自身的NF-kB，對健康就會有極大的正面影響，而不是讓壓力給它負面影響。

壓力會增加NF-kB活動，但冥想和減輕壓力可以將其降回正常值。比如，根據NF-kB而分泌的IL-6為例，有冥想習慣的人在面對壓力刺激時，IL-6的分泌量會比較少。冥想並不是種柔弱、祕傳的活動，它可以深深滲透到細胞的核心，影響DNA的運作方式。

我們可以從一項對端粒（telomere）的研究看出這點，這項研究得到了二〇〇九年的諾貝爾醫學獎。端粒是染色體的外側末端，每次細胞分裂時，端粒就會縮短，也部分決定了細胞的生命長度。醫學上來說，染色體會因為壓力而加快縮短的速度，於是研究人員翻轉了這個問題，想探究**冥想是否可以再次延長端粒，讓細胞活久一點**。而他們發現，事實確實如此。

冥想對於轉錄因子有著強大的效果，包括NF-kB，同時也可以改變身體的PH值。而霍夫的呼吸練習，就可以視為一種冥想形式，並帶來同樣的效果。

呼吸、冥想和冷訓練結合起來，能改變對寒冷、過度換氣、換氣不足的正常壓力反應。正常的壓力反應會立即釋放腎上腺素，接著大腦的腦下垂體就會製造壓力賀爾蒙，促使腎上腺分泌皮質醇；皮質醇對身體有強烈的影響，也控制身體許多功能，包括刺激NF-kB活動。不過，霍夫和他訓練過的小組對壓力的反應顯然不同，**這可能來自於特殊的呼吸法，它提高了身體的PH值，使得疼痛和恐懼感消失。**

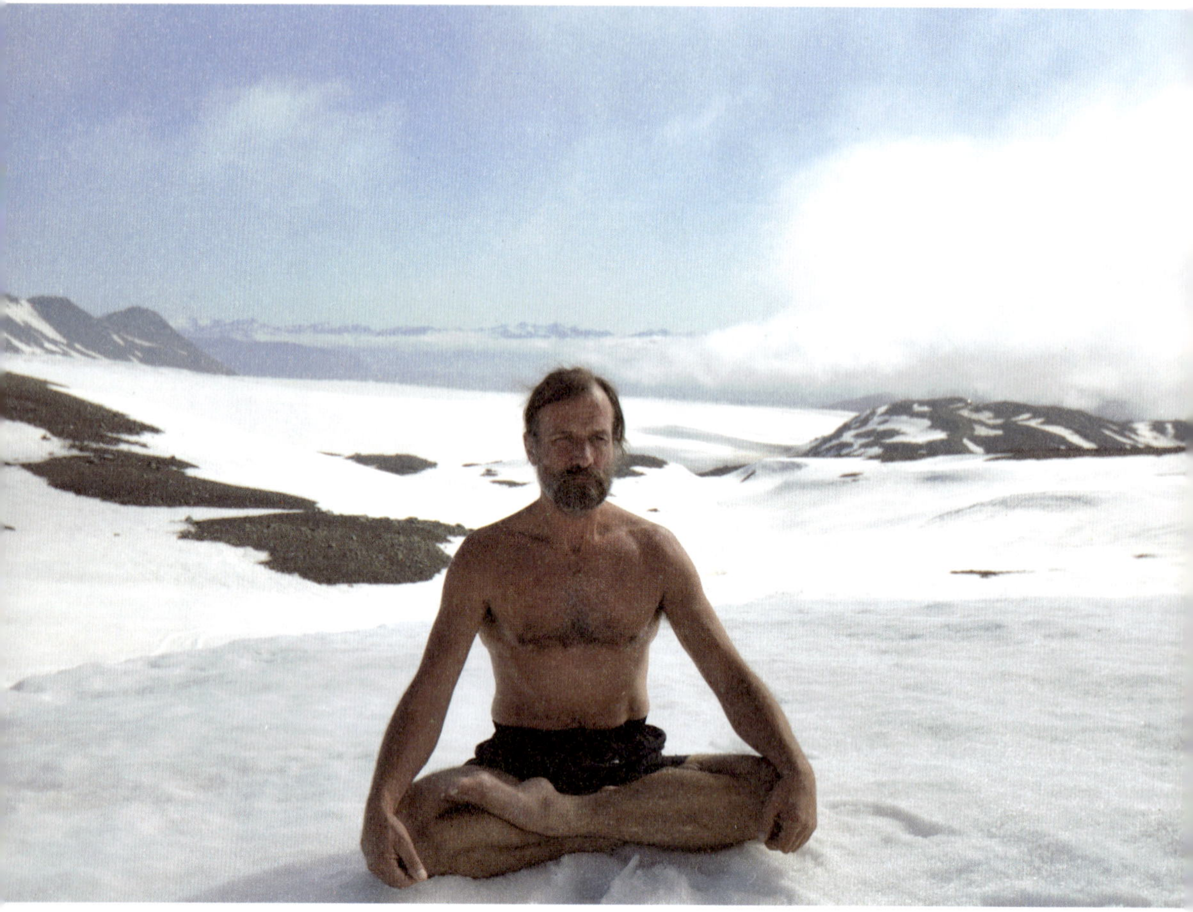

冰人呼吸法用在其他疾病患者身上，或許也非常受用。

原本大腦中有個部分，通常會被冷所引起的疼痛誘發，然而霍夫和訓練組的這個部分變得不活躍，它沒有傳送訊號，或是傳送了不一樣的訊號給腦下垂體，因而改變了對壓力的反應。

當霍夫和他的小組**開始做呼吸練習時，就會釋放大量腎上腺素**，這是為了因應身體換氣不足、過度換氣還有寒冷。在訓練過程中，呼吸和寒冷已經相互聯結，並產生了制約反應，如同十九世紀的俄羅斯科學家巴夫洛夫（Pavlov）的狗。

巴夫洛夫注意到，狗在看到食物時會開始流口水，於是他開始在給狗食物時搖鈴，這樣牠們就會把鈴聲和食物聯結在一起。很快的，當牠們聽到鈴聲時，就算沒有食物，也會分泌口水。這個過程，就是非常知名的「古典制約反應」（Conditioning）。霍夫和他的小組很可能就是利用制約反應，即使沒有進到冰浴中，光是做特別的呼吸練習，就分泌了極大量的腎上腺素。

WHM可能就是除去疼痛與冷這兩種感覺的聯結，並改變正常的壓力反應；調整過的壓力反應，會直接影響轉錄因子的平衡，**因此數百個身體功能也隨之改變**。分泌大量腎上腺素，會伴隨急性壓力所帶來的好處，卻不必因此而提高NF-kB的活動量，就能提高身體的表現。正因為高NF-kB活動量和許多疾病，包括癌症的發展都脫離不了關係，因此WHM可以帶來長遠的影響。

「一般人」並不存在，每個人都有潛力治癒自己

許多不同領域的科學家正努力解開與理解冰人呼吸法。二〇一五年一月，醫師與研究人員鮑烏傑博士開始了一項稱為「冷挑戰」的研究。這項研究的結果相當有意思，因為它們可以說明單純洗冷水澡的好處，而不用特地選擇洗冰浴。鮑烏傑是跟霍夫一同去吉力馬札羅山之後，才開始洗冷水澡。自那時起，他再也不會對冷敏感，也沒有再生過一次病。

身為阿姆斯特丹醫學中心的科學家，鮑烏傑知道這種軼事趣聞般的例子，跟堅實的科學證據還是不一樣，於是他決定帶著超過三千位自願者，開始進行這項冷挑戰。他將參與者分為四組，分別為繼續洗熱水澡組、正常洗澡後沖三十秒冷水組、正常洗澡後沖六十秒冷水組，最後一組是正常洗澡後沖九十秒。這些人全都要填寫同樣的問卷，詢問感覺不舒服的天數。

實驗結果是：洗冷水浴一個月之後，到二〇一六年九月十五日為止，二九％的人病假天數減少。意即洗一個月的冷水浴，效果就能持續一年八個月。

像皮克斯、馬斯齊特和卡培爾這樣的學者，也都繼續致力於理解ＷＨＭ的細節。接

下來幾年，事實將會變得更加清晰，也會興起更多的疑惑。每次我們發現身體如何運作的事實，新的問題必定隨之出現；在大家想要全面理解冷訓練與呼吸練習之際，也會有同樣的狀況。所以，當我們發現到新知識時，以往的認知可能在六個月之內。就全數拋棄。從這個角度來看，科學家就跟一般人沒什麼兩樣，他們有時候也會否定自己。

現在，有科學支持的大膽言論已經提出來了，但這些證據有實用性嗎？可以說癌症患者能從此方法中受益嗎？不，絕對不行。我們還沒完全清楚細胞、基因、轉錄因子對WHM的反應，它們太過複雜，而我們的知識依然不足，但也不能斷言，這些簡單的技巧對癌症患者就沒有好處。

冰人呼吸法並不危險，而且能想像它帶來的可能性有多大，重要的是，要記得所謂的「一般人」並不存在。科學只拿群組做比較，所以並不能證明這些事情，在特定的人身上到底會不會起作用。

那麼，呼吸練習和冷訓練在重大疾病方面，到底能確定什麼？什麼都不說似乎不太對，因為當手邊有這些知識時，我們感覺就有責任要推廣和分享；然而，太過正面似乎也不太對，因為不希望給任何人渺茫、虛無的希望。畢竟到頭來，我們依然不知道它到底是如何發揮作用的。

下一章會針對特定的疾病，提出更詳盡的資訊，並描述有這些疾病的患者，練習此方法的經驗。再強調一次，我們不希望給人飄渺的希望，但是這些經驗可以鼓勵你多加了解呼吸練習和冷訓練，看是否能幫助到你，無論你現在是生病還是非常健康。

第 6 章

誰最適合用這套方法？

現在你知道冰人呼吸法的內容，以及科學研究發現的事實，下一個問題是，它可以幫助什麼樣的人？我們已經提過好幾種疾病，像是風溼病、肥胖和萊姆病，將WHM試用在其他疾病患者身上，或許也非常受用。

在我們描述幾種疾病，並分享使用WHM者的親身經歷之前，我們要先告訴你，這個方法對完全健康的人有什麼樣的好處。

健康的人更能精神百倍

沒有一個頭腦正常的人會想要藉冷水澡來維持健康。如果你現在非常健康，你當然不會想到生病的感覺，甚至沒想過自己可能會生病。

但是，即使是健康的人，也有非常好的理由洗冷水澡，或是到外面的冷水中游泳。接觸冷會讓你感覺活著，真切的活著，特別是當工作必須長時間坐著時。就算你不太厭煩你的工作，大概也不會每天早上都毫不猶豫的跳下床，想到要工作就雀躍不已。而洗冷水澡，就是開啟一天的絕佳方式，你會發現自己充滿了活力。

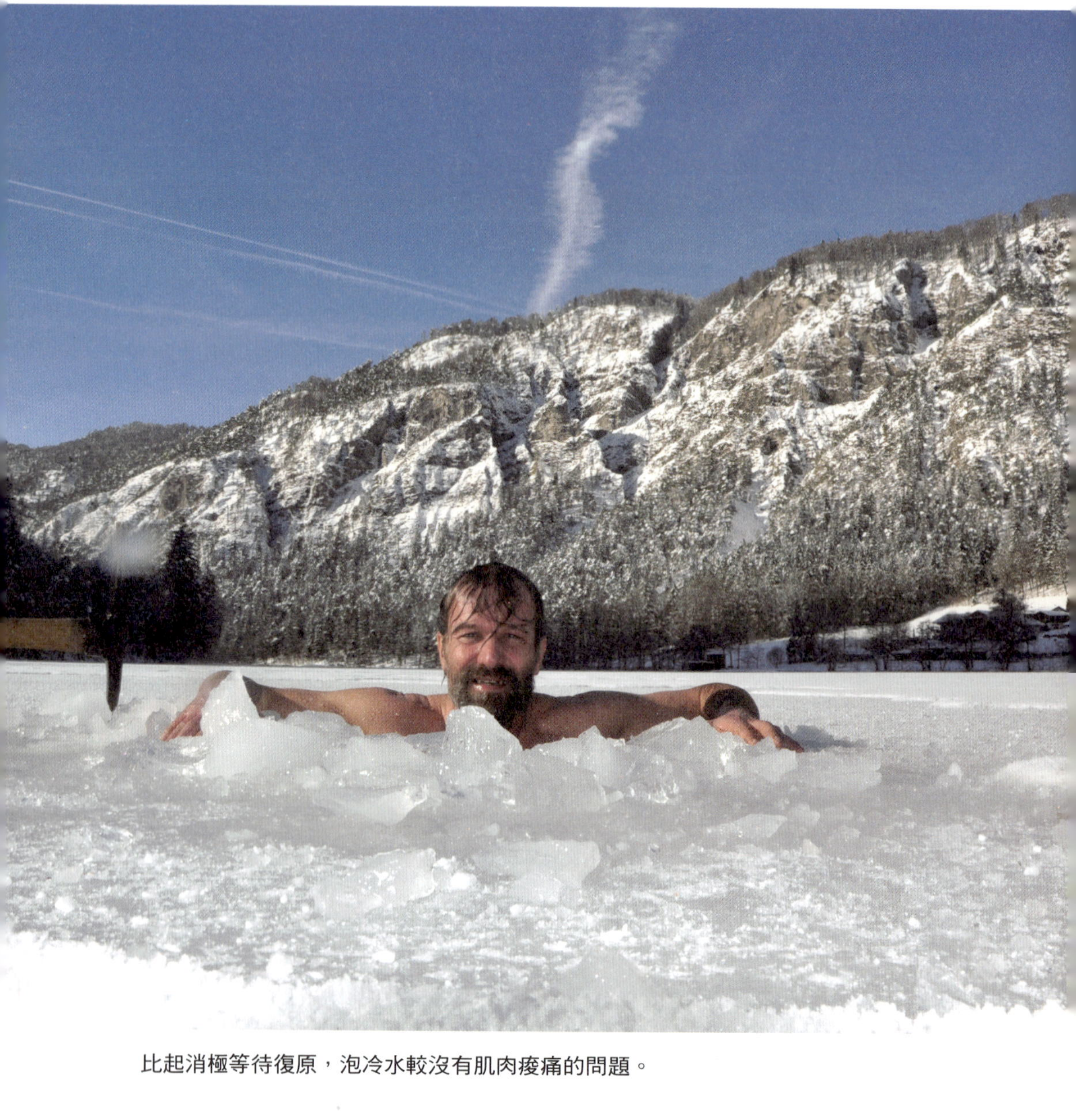

比起消極等待復原，泡冷水較沒有肌肉痠痛的問題。

運動員都藉此減少肌肉疼痛

荷蘭的溜冰冠軍斯文．克雷默（Sven Kramer）在結束激烈的訓練後，**會洗冰浴來幫助身體更快恢復狀態**。在激烈的訓練或比賽後，運動員的肌肉會產生乳酸等物質。當你持續運動，這些物質會大量增加，最終來不及利用，而被累積在體內，進而形成肌肉活動的疲勞現象。而運動員都想趕快擺脫多餘的乳酸，才能再次開始密集訓練。此外，激烈的體育活動也會造成肌肉的微小損傷，如果你有充分的休息，損傷會修復、身體能變得更強壯，這個過程就是所謂的超補償（supercompensation）。

而水療，就是坐在冰浴中，加速身體移除廢棄物質的過程。首先，血管會收縮，接著當你走出冰浴時，會更快速的恢復循環。研究顯示，**泡冷水或是冷熱交替泡，能幫助運動員隔天的肌肉比較不那麼僵硬**。

貝利克利等人（Bleakly et al.）針對冷水澡對身體復原能力的影響，進行一項大規模的文獻研究。在他們研讀的五十八份研究中，只有十七份的內容足以進一步詳細探索。他們比較泡冷水、熱水和消極等待復原的差異；其中還有一份研究，比較泡冷水與積極的復原法：以輕鬆的步調跑步十五分鐘。

最後，文獻研究的結果顯示，在結束體育活動的二十四小時後，比起消極等待復原的運動員，泡冷水的運動員比較沒有肌肉痠痛的狀況。

在簡短的看過健康的人與運動員後，我們要討論冰人呼吸法與一些疾病、其他健康問題的關聯。再一次強調，我們提供這些資訊，並不是意圖鼓勵你停止定期治療，也並非要貶低或批評「正規」的醫療方法。但是，我們的確想要鼓勵你了解呼吸的效果，它對體內數十億細胞、隱性健康問題或失調症之間，有什麼關聯。

在吃高血壓藥前，先試試看冰人訓練

心臟把血液打進動脈，會對血管造成一些壓力，如果這個壓力升得太高，就會提高心血管疾病的風險。測量血壓時，醫生會看兩個數值：較高的數字（收縮壓）和較低的數字（舒張壓），而血壓就是以這兩個數值來表示。一般認為正常的血壓為收縮壓一二〇毫米汞柱（mmHg）、舒張壓八〇毫米汞柱。有高血壓的人很少注意到任何預兆，但是血管承受的壓力持續偏高的話，會引起器官和其他結構的損傷，包括心臟肌肉、動脈、眼睛、腎臟和大腦。

收縮壓值的變化比較大，因為它隨著壓力波動，然而，**舒張壓才是判斷心血管疾病**

風險的重要指標。如果舒張壓超過九五毫米汞柱，醫生就會訂定一段療程，同時建議患者戒菸、少吃鹽、選擇更健康的飲食習慣、減重、一天至少做半小時運動，還有學習管理壓力。如果這些改變都無法使血壓降低，下一步就是開立藥物。

我們對於醫生沒有將「接觸冷」納入給患者的建議，覺得相當可惜。如同你在第二章裡看到，人們可以藉由曝露在寒冷中，來訓練血管。遇到冷的時候，血管會收縮，好確保重要器官的血液供應量，而當身體溫暖起來時，血管就會再度擴張。你可以透過接觸冷來強迫血管收縮，再離開冷讓它們擴張，藉此不斷的訓練它們。

如果你有高血壓的話，這很值得嘗試。當然，請先從洗冷水澡開始，不要直接跳進冰浴中。此療法對艾格伯特的母親很有效（在第二章也描述過了），她**洗冷水澡一個月，之後再回去複診時，已經可以停用藥物了**。

癌症病患長期訓練，竟減少癌細胞擴散

我們在本書中討論癌症的原因，是根據前面一章裡，卡培爾對NF-kB的想法。婉轉一點的說，在這本書中提到癌症，其實有點敏感。因為有一次，我的朋友很直接的說：「你在跟霍夫一起寫書？他不就是那個說他可以只用呼吸練習和冷訓練，來治癒癌症的

人嗎？」

霍夫從來沒有說過他可以治癒癌症，他絕對不會說出這種話。但是我朋友一聽到霍夫，就露出恐懼、排斥的神情。我們經常接收到這樣的反應，很多人覺得霍夫是個給人虛假希望的傢伙，根本不想理他。

霍夫說他不會治癒癌症，不過，既是太空人也是物理學家的烏柏．歐克斯（Wubbo Ockels），曾經罹患過腎癌，他和霍夫相處一週後，開始在阿姆斯特丹運河裡游泳；患了骨癌的荷蘭哲學家洛勒葉．瑞尼．古德（Laureate René Gude），開始進行霍夫的呼吸練習；還有記者馬克．伯斯（攝護腺癌），他的屋子裡有個「冷座位」，那是個類似木質的浴缸，你可以坐在裡頭，而裡面溫度維持在一度。那麼，這些人是絕望到迫切的尋求治療方法嗎？

最近在荷蘭著名的時事節目中，歐克斯提到他的美國醫生說他最多只能再活一年，但是歐克斯不接受這種說法，他想要運用自己心靈的力量，來讓身體強壯。他在尋找內在的那個原始人，並感激癌症給了他這個機會，去學習更多東西，認識許多不一樣的人。歐克斯想要完全治癒自己，但是他於二〇一四年五月十八日過世了。

在歐克斯過世的前一晚，報社記者阿諾．蓋爾德（Arno Gelder）到醫院探視他，並寫下那次會面的內容：我們握手，他拿下氧氣面罩。我說：「哈囉，歐克斯。」然後就不知道該說什麼好，但是歐克斯十分清醒，而且很高興我去探視他。他說：「我有一些話想告訴你的讀者，我們必須努力邁向新宗教、新能量——那就是人性！我全存在桌上的筆記型電腦裡了，馬丁會寄給你。」

蓋爾德問他會不會害怕。他回答：「怕死嗎？不，完全不會，我過了很棒、很美妙的人生，但瓊斯和孩子們會覺得痛苦，這才是最讓我難過的……。」歐克斯奮戰到最後一刻，他無法戰勝自己的疾病，但直到最後，他都還有力量和精力去鼓舞他人。

記者和紀錄片製作人伯斯，也在努力對抗病魔。他描述在診斷出癌症後，是如何找到霍夫，以及怎麼善用WHM的知識。

伯斯在二〇一二年九月發現自己有攝護腺癌，他的攝護腺嚴重腫大，而且癌細胞已經擴散到他的恥骨[27]。醫生說他的癌症不能動手術，他之後到拉德堡德大學醫學中心做進一步檢驗，又得知更多壞消息：癌細胞也已經擴散到肝臟，沒有辦法治療。

由於可怕的副作用，伯斯不願意注射藥物，但他服用藥物並搜尋各種資訊，他開始調查自己的疾病，就像在調查有趣的紀錄片主題。

㉗ 位於骨盆的前方。

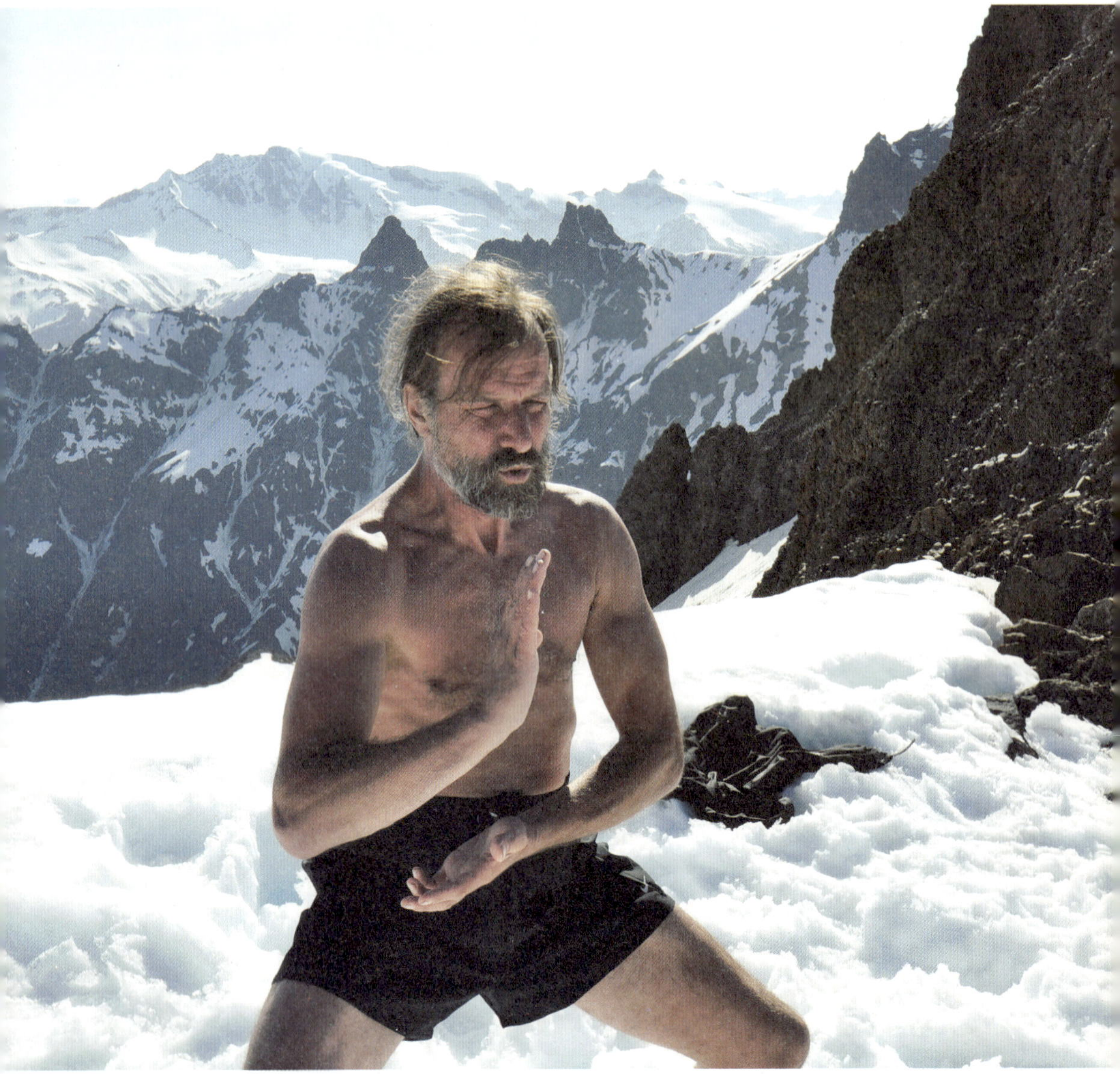

癌症病患長期訓練冰人呼吸法，竟減少癌細胞擴散。

他也開始做更多運動、吃更健康的食物。他認為這是個好時機，可以做所有他覺得健康的事，那是以前當記者時根本沒時間做的事。無論如何，他都想做點什麼。

在研究神經語言規畫過程中，他發現了狄巴克．喬布拉（Deepak Chopra）的《量子療癒》（*Quantum Healing*）一書，還認識了他的心理治療師和霍夫。

伯斯試著把癌症當成同伴，一個可能會永遠陪著他的同伴，然而，他最大的希望還是能治癒。在他努力保持肉體健壯、以健康的方式生活、盡可能保持樂觀的過程中，冷訓練和呼吸練習扮演了相當重要的角色。他在跟著霍夫做完第一次訓練後，對這些效果充滿熱切的希望，他覺得體力變好，心情也變得積極正向，而且這種情況維持了好幾天，於是他決定繼續跟著霍夫訓練。

他到波蘭的山裡做冷訓練一個星期，也每天做一個小時以上的呼吸練習，最後得到很有說服力的效果。之後，他到醫院做掃描時，得知骨頭裡面已經沒有癌細胞的跡象，這讓醫生相當訝異。

既然癌細胞已經不再擴散，醫生認為若是拿掉受到影響的腺體，後續再做七週的放射治療，就有很小的機會治癒癌症。一開始，伯斯並不是很想這麼做，但是也不想把自己的生命，交到信念治療師的手中，並且在未經治療的情況下就死亡。於是，他同意接受手術。

手術並不算成功。醫生切除了四十一個腺體，其中十七個確定被癌細胞感染。他攝護腺裡的腫瘤實在太大，使得放射治療師只好取消排定的療程（本來七週內有三十五次療程），因為這麼做一點用處都沒有。伯斯又回到了起點，他經歷了重大手術，卻沒有任何效果，他筋疲力盡又失望透頂，他必須重新拾回對復原的信心，而這正是他目前所做的。

就在動手術前，伯斯決定參加攀登吉力馬札羅山的探險隊（請見第四章），他想要登上高峰的渴望，成為再次跟霍夫合作的強烈動機。他開始訓練、改善他的體態，到了二〇一三年十二月時，他已經又可以跑個二十公里了。但就在一切似乎都步上正軌時，伯斯又得再次面對疾病惡化。他的攝護腺特異抗原（prostate specific antigen，簡稱PSA）值，手術前是五十二，手術之後已經飆升到兩百，現在甚至高於三百。這是件很糟糕的事，伯斯必須用更輕鬆的方式訓練，同時接受他的病況。但他還是去了吉力馬札羅山，而且藉著意志和呼吸練習成功登頂。

伯斯從來不認為WHM能夠完全治癒他，但是也注意到，這個方法使他每天有更多體力，因此才得以正向、積極的過生活。

儘管有這些狀況，他仍感覺很棒，他每天都慢跑、做呼吸練習和冷訓練，而不是帶著攝護腺癌、病奄奄的躺在床上。他充實的過生活，還交了一個新女朋友，而且常常旅行。他將自己的疾病、他的追尋和各種經驗，做成一支紀錄片，名為《返回天空：回到天堂的回程票》（*Retour Hemel, A Return Ticket to Heaven*）。

那麼，他有什麼建議要給癌症患者嗎？

伯斯回答：「沒有，沒有特別給癌症患者的。我的故事是要告訴你，你可以如何改善自己的生活現狀。但我確實想給治療我們的醫生一些建議，他們應該要走出那些指導手冊和程序的束縛，對於人們如何靠自身力量求進步，表現出多一點興趣[28]。」

控制炎性蛋白己是事實，服用發炎藥物前先三思

如同在第五章中描述過，觀察那些跟發炎密切相關疾病的變化很有意思。皮克斯發現，霍夫可以控制自己的炎性蛋白，這對正在服用消炎藥物的人來說，是否有特殊意義？如我們先前所說，霍夫那個小組的人都很健康，所以冰人呼吸法對生病的人有什麼效果，我們並沒有任何檢驗資訊，亦不知道服用消炎藥物的人，是否能從這方法中得到

㉘ 領英（LinkedIn）網站顯示，伯斯二〇一八年還去採訪了平昌冬季殘奧會。

好處。

但是，人們可以控制自己的炎性蛋白，這是已經驗證過的事實，所以對於那些服用藥物控制發炎的人，應該也同樣有效果；畢竟這些藥物並不總是有效，而且有嚴重的副作用。以下是四種主要的消炎藥物：

- 腎上腺皮質固醇（Corticosteroids，即俗稱類固醇）是種腎上腺皮質賀爾蒙，會刺激抗發炎蛋白質製造。最廣為人知的腎上腺皮質固醇是prednisone。
- 抗體在特定的蛋白質上起作用，抑制與該蛋白質相關的發炎。像anti-TNF-α 就是一種抗體。
- 非類固醇消炎藥物（Non-steroidal anti-inflammatory drugs，簡稱NSAIDs）能舒緩發炎，比如阿斯匹靈和布洛芬（ibuprofen）。
- 疾病調節抗風溼藥物（Disease-modifying anti-rheumatic drugs，簡稱DMARDs）可經由減少發炎，降低組織損傷，其中一個例子是methotrexate。

隨著我們有新的認識，跟發炎相關的疾病和健康問題，其數量就不斷的快速增加。這些疾病包括風溼病、克隆氏症、高血壓、肥胖、失眠症、第二型糖尿病、阿茲海默

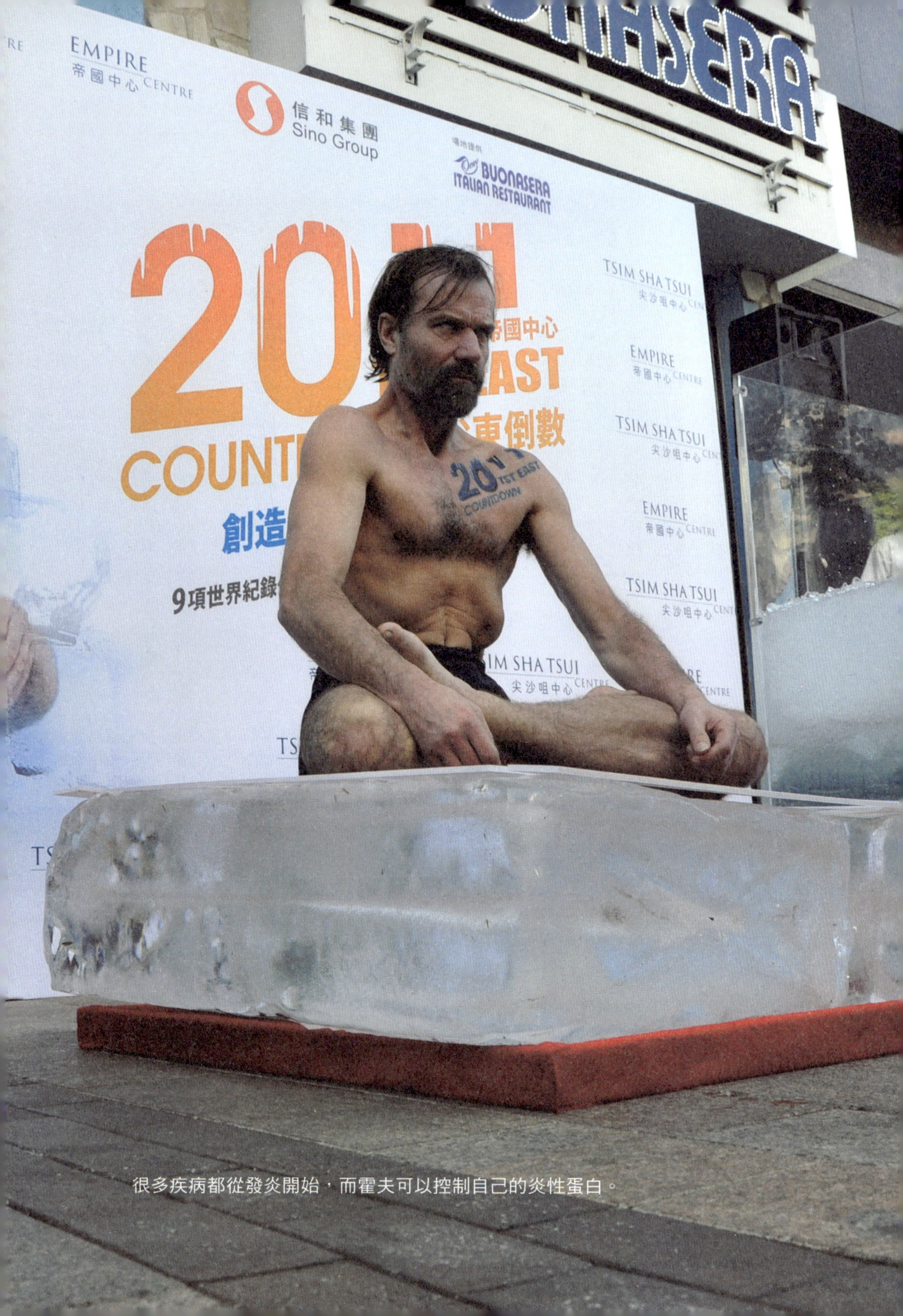

很多疾病都從發炎開始，而霍夫可以控制自己的炎性蛋白。

症、憂鬱症、某些類型的癌症，還有疲勞。

接著，我們會檢視其中幾種疾病，並特別講述病患的親身經驗。

冷訓練怎麼對付風溼病？

風溼病是超過一百種疾病的統稱，當中幾種很常聽見的，包括類風溼性關節炎、骨關節炎、纖維肌痛症、痛風和僵直性脊椎炎。當醫生說到風溼病時，他們通常指的是類風溼性關節炎，這是種關節發炎的疾病，其成因還是未知。

美國風溼病協會（American Rheumatism Association）使用以下標準，來判斷類風溼性關節炎（症狀必須符合至少五項，並持續超過六週）：

- 晨僵㉙。
- 至少有一個關節在移動時會疼痛。
- 至少有一個關節由於軟組織㉚增厚而腫脹。
- 至少有一個關節軟組織腫脹。
- 滑液膜㉛的狀態改變。

- 肌肉或肌腱有腫塊。

若確診有風溼病，通常使用藥物治療。很少會提到呼吸練習或接觸冷，這真的很可惜，因為冷訓練可是一般治療以外的強效夥伴。派伯就是個絕佳的實例。

案例研究：拒絕服用藥物卻生不如死，怎麼辦？

我在派伯位於杜恩（Deurne）的家中訪問她。在開始訪談前，她想讓我看某樣東西，她打開一個塑膠袋，將裡面的十一個小盒子倒在桌上，盒子裡裝著這些藥物：

- Omeprazole 40mg。
- Prednisolone 20mg。

㉙ 起床時身體卻像定住一般，四肢僵硬發麻、無法動彈、手腳不靈，關節像是灌鉛般沉重。
㉚ 除了骨骼與臟器之外的身體構造，包含肌肉、韌帶、軟骨、肌腱、關節囊、滑液囊等部分。
㉛ 靠近關節腔處一層纖細且薄的膜，可以完全包覆滑液關節腔。

- Levocetirizine 5mg。
- Naproxen 250mg。
- Plaquenil 200mg。
- Clonidine 0.025mg。
- Meloxicam。
- Diclofenac。
- Ventolin。
- Paracetamol。
- Seretide。

派伯曾經服用這所有的藥物，此外，她還必須每三個星期注射一次類固醇——prednisone。二〇一三年十月十七日，她決定停止服用藥物，這個決定很奇怪，因為派伯有**類風溼性關節炎**、**纖維肌痛症**、**多種過敏症**，全身上下都在痛，她已經痛到甚至連自己穿衣服都沒辦法。然而，她卻決定要停藥，這是為什麼呢？

她告訴我，她父親死於服用prednisone。小時候，她總去看當地足球隊特溫特足球俱樂部（FC Twente）的比賽，他們會一起唱俱樂部歌曲〈有一天我們會成為冠軍〉

（*One day We'll be Champions*）。然而，當特溫特足球俱樂部於二〇一〇年聯賽中勝出時，她父親已經過世了。

他的早逝讓派伯很難受，她無法把這些藥物和好轉聯想在一起，只會想起她父親的過世。藥物只能夠減輕症狀，因此她決定於二〇一三年停藥。她停藥之後，過了如地獄般的一個半月，所幸她還有服用安眠藥，否則早就挺不過來了。現在對她來說，只有痛、痛、痛，與無窮無盡的痛。

對她先生來說，那也是一段艱難的日子，他照顧她、幫她穿衣服、接手了大部分的家務事，並且支持著他的太太。他的幽默感稍微點亮了那段路程，但還是相當難熬。他只要一碰到派伯，她就會很痛，因此也無法有性行為。

接著，她在電視上看到霍夫，直覺的認為霍夫可以幫助她。霍夫說過，我們能做到的事情，比自己想像的多更多，而派伯想要了解更多細節，所以霍夫就直接到他們家，向他們說明呼吸練習。

派伯開始做呼吸練習，第一個星期就感覺舒服很多。接著，她到波蘭訓練一個星期，除了呼吸練習以外，也接受曝露在極度寒冷中的訓練。她踏進冰凍的溪水裡（只比零度高一點），還有只穿著短袖上衣，在雪地中走上山頂。那一星期結束時，她感覺整個人重生了。回家之後，她在庭院裡做了一個特製的浴缸，好讓她繼續訓練身體。

這一切聽起來好到不真實，但派伯強調這也是辛苦練習出來的，她**每天做呼吸練習，一星期至少泡兩次冰浴**，如果沒有做的話，疼痛馬上就會回來。不過，她還是相當開心。

醫生建議她去買盞紅外線燈，並且定期服用藥物。但霍夫教過她寒冷的好處，而現在她根本不需要那些藥物了。她拒絕說自己是個病患，她的先生也同意，並滿足的眨了眨眼。

冰人呼吸法對克隆氏症患者的療效

我們也有一段關於克隆氏症的動人故事。克隆氏症是一種腸胃道的慢性疾病，光是荷蘭，就有約兩萬人深受其影響。大多數狀況下，它會影響患者的大腸或小腸，發炎反應使得小腸對某些營養素的吸收程度下降，導致體重減輕或營養不足。同時，也導致疲勞和大量不特定的健康狀況，發炎也可能永久損傷腸壁、導致出血。

而且問題不僅限於腸道，有克隆氏症的人通常也伴隨著關節疼痛和皮膚問題。有些時候，甚至必須切除某部分腸道，才能控制住疾病。

不過，有證據顯示這方法可以驅逐這種疾病。

案例研究：每天下班都筋疲力盡，原來也是種病

二〇〇八年，馬錫斯．史東（Mathijs Storm）診斷出患有克隆氏症。終於得知確切的診斷，這讓他鬆了一口氣，因為多年來的疲倦感一直困擾著他。

下班後，他只能筋疲力盡的癱在沙發上，根本沒辦法好好修練他最愛的武術，因為他的身體太過虛弱。後來，在看過醫生也到醫院做過檢查後，終於知道原因了，他有克隆氏症。

史東以幽默的方式描述他的疾病：「我有個極端保守的腸壁，它攻擊所有外來者，導致內部發炎。」醫生開立了一些藥物抑制發炎症狀，但大部分都沒有效，只有少數由TNF-α族群提煉出的強效藥物，也就是所謂的生物製劑，才有一點舒緩效果。史東試著和這個疾病相處，他認同這個疾病，因為這解釋了他的疲倦和一切的限制。

但兩年之後，某種東西開始讓他感覺不太對勁，他是否比起以往，給自己設下了更多限制？當然，克隆氏症確實存在，但是就算有慢性腸道發炎症狀，仍有很多方法可以增加體力。於是，他開始閱讀關於呼吸、健身和營養的書籍，也開始靜心冥想。由於他積極尋找更多知識和資訊，便發現了霍夫的網站，也看了一些相關影片。

他立刻對呼吸技巧帶來的益處感到躍躍欲試，但他不覺得霍夫的冷訓練適合他。接著又過了一年多，他的親戚告訴他，霍夫一天只吃一餐，這使得他再次造訪霍夫的網站，說不定吃得少可以舒緩腸道慢性發炎。

史東看到網站上的醫學研究，指出霍夫可以影響自己的免疫系統，這令史東相當著迷。他決定參加霍夫的工作坊，看冰人呼吸法能不能幫助他。但史東報名時，不小心選到了指導員的週末課程，而非一般人參加的工作坊，不過他還是參與了所有活動，比如呼吸練習和坐在冰浴中。那個週末結束後，他感覺心情愉快，全身充滿活力。

史東取回他身體的控制權。那整個週末，他都不覺得自己像個病人。回到家以後，他開始自己練習，情緒亦改善了很多。晚上下班後，他有時間和體力做一點家務事，且體力繼續大幅提升。之後，他甚至開始改騎自行車上、下班，那是他以前沒辦法做到的事情。

這些都激勵史東去做更多事，他持續參加指導員的課程，越來越能控制自己的身體。接著，有天霍夫突然問他想不想爬吉力馬札羅山。史東心想：「什麼？那不是坦尚尼亞那座海拔六千公尺的高山嗎？」他猶豫了好長一段時間，不知道該不該參加，但最後還是決定參加了。

在訓練過程中，他對自己的能力越來越有信心，他每天早上打赤膊騎自行車上班，就算氣溫只比零度高一點。有天早上，他還被警察攔下來，詢問他的健康狀況。而當他解釋，要和霍夫一起去爬吉力馬札羅山，所以正在做冷訓練時，警察都笑了起來，並紛紛祝他好運。他們都從當地英雄韓馮丹貝爾那裡聽說過霍夫，韓馮丹貝爾也在做WHM，讓他的風溼病再也沒有糾纏著他。

探險隊登上吉力馬札羅山的過程十分艱辛，但史東還是成功爬到山頂，而且為此雀躍不已。一個月之後，他從醫院得知令人驚訝的消息，他的糞便裡已經沒有任何發炎的跡象。史東相信這都歸因於呼吸練習和冷訓練。

接著，史東發現他必須持續做這些練習。由於體力變得充沛，使得他過於興奮，便開始著手許多事情：他工作得更加認真；動手翻新自己的房子；由於太太懷孕行動不便，他也花很多心思在太太身上……這一切使他疏於練習，結果發炎指數再度上升，克隆氏症又復發了。

二〇〇八年他第一次得知自己有這種疾病時，他很高興自己正式診斷為克隆氏症患者，因為他的所有症狀終於有了解釋；這一次，他還是很高興，因為他很清楚自己該做什麼。現在，他知道如何戰勝發炎：他需要繼續進行冰人呼吸法。

接下來的一段時間內，他再次感覺能控制自己的身體，而不只是仰賴醫生和藥物。他的醫生對這些進展持正面態度，並強調生活平衡的重要性。WHM幫助史東維持這種狀態，並讓他有力量控制自己的人生。

史東或許有克隆氏症，但他並不是個病患。

對抗憂鬱症，自然療法比吃藥更有效

很多人都知道，有自體免疫疾病的患者，在免疫系統攻擊自身組織時，會因為持續的發炎反應而不舒服。在一九八〇年代，免疫學家海默・德雷克斯哈許（Hemmo Drexhage）注意到一件特別的現象，那就是**自體免疫疾病患者中，同時患有行為失調症，像是自閉症和精神分裂等**，這樣的案例多到令人訝異。

這令德雷克斯哈許認為，持續性的發炎反應可能也會影響到大腦。後來，他的想法並沒有得到太多精神病學專家的支持，但是最近，他們逐漸開始認真看待這項理論了。

在荷蘭科學雜誌《NWT雜誌》（*NWT Magazine*）裡，有一篇很有意思的文章，記者約德費耶茲（Jop de Vrieze）寫到，**近年來精神方面的失調症**，特別是憂鬱症、自閉症和精神分裂症，**都與免疫系統的關聯越來越顯著**。這些疾病是由於潛伏的發炎反應，擾亂了大腦的正常運作。其中一項指標是，精神疾病患者的血液、大腦中的細胞激素（cytokines）濃度較高，而細胞激素是免疫系統中的信號分子。

免疫系統在大腦中的運作方式，和其他部位不一樣。大腦有自己的免疫細胞，稱為微膠細胞（microglial），當大腦感受到威脅時，這些細胞才會活躍起來。至少，它們應該要這樣運作。但是，對於有憂鬱症等精神失調症的患者來說，他們的微膠細胞是長期處於準備活動的狀態。

這是個很可怕的狀況，因為微膠細胞不只負責幫大腦抵抗威脅，也要維持神經元間的聯結，它們會在必要時打破這些聯結，或是製造出新的聯結，但是沒辦法同時兼顧所有事情。所以，如果微膠細胞準備應付威脅，就沒辦法維持神經元間的聯結。倘若它們長期處於準備要活動的狀態時，大腦裡面的聯結就會運作得很沒有效率。

你可以把微膠細胞看作是交通指揮，它應該要保持交通順暢，但如果交通指揮遭受黃蜂攻擊，要忙著趕跑牠，就沒辦法調節交通，這樣當然會造成大混亂。因此對於大腦來說，**別讓微膠細胞一直處於備戰狀態**，這件事相當重要，無論是面對真實還是想像的威脅。

荷蘭是公認世界上最快樂的國家之一，卻有將近一百萬人在服用抗憂鬱藥物。而抗憂鬱藥物除了對付憂鬱症外，醫師也會開來治療焦慮症或強迫症。這種自相矛盾的情況，使得楚迪·德休（Trudy Dehue）寫下了《流行性憂鬱症》（*De depressie-epidemie*）一書。

在這本書中，她對藥物的效果持保留態度，並批評一九八〇年代，當百憂解被認為是治療憂鬱症的正確藥物時，當時醫學界的那種獲勝情緒。畢竟，我們對憂鬱症到底了解多少？那是由於個人經歷，而導致的沮喪和冷漠嗎？還是一種由賀爾蒙或是神經傳遞物質紊亂，所引起的獨立疾病？憂鬱症可能誘發於不愉快的經驗，但並非每個案例都是如此。

對於減輕憂鬱症，或是幫助人從憂鬱中走出來，呼吸練習和冷訓練能提供多少幫助，還需要接下來幾年的更深入研究。霍夫最近正與多位精神病學家合作，調查什麼方法有效，或許能夠配合藥物一同使用。

氣喘是防禦機制，要根治先學習正確呼吸

無論是風溼病、克隆氏症，或許還包括憂鬱症，都和大量發炎脫離不了關係，而發炎的上皮組織[32]，也和氣喘有著密切關聯。

烏克蘭醫生與科學家康士坦丁．菩提格，我們在第三章中提過。他曾說：「沒有深呼吸，就沒有氣喘。」我們知道氣喘發作時，身體會產生什麼變化，但是對於人們一開始為何會得氣喘，醫生仍舊不清楚。根據世界衛生組織（World Health Organization，簡

稱WHO）統計，世界上的氣喘病患，約介於一億人到一億五千萬人。在荷蘭，就有約四十三萬人曾被醫生正式診斷出患有氣喘。目前，處理氣喘的主要方式為治療症狀，像泛得林（Ventolin）這類的藥物，能讓患者快速獲得空氣，但是它無法治癒疾病。

菩提格聲稱他發現氣喘的真正原因：對於慢性過度換氣（通常為無意識）所產生的反應。如果你有慢性過度換氣的問題，身體會失去太多二氧化碳（請見第三章）。二氧化碳在體內許多活動中都扮演重要角色，包括肌肉和器官吸收氧氣的過程。

當某人長期呼吸過度時，身體會反抗，並藉由難以呼氣的方式，試圖阻止更多二氧化碳流失。身體其中一個做法是，讓呼吸道周圍的肌肉緊繃，這就是氣喘發作時的狀況。菩提格認為**氣喘是身體的防禦機制，以預防二氧化碳繼續流失**。

荷蘭的菩提格機構（Buteyko Institute）的創辦人迪克．庫伊伯（Dick Kuiper），曾寫一本名為《與氣喘共存》（*Leven zonder astma*）的書。呼吸專家史丹馮德波爾也認同，充足的二氧化碳的重要性。那麼，當氣喘發作時，肺部發生了什麼事？

庫伊伯的書中描述了發生的三種變化：

㉜ 排列在呼吸道上的一層細胞。

1. 呼吸道痙攣。

呼吸道是呼吸系統中供給與排出氣體的管道，由平滑的肌肉組織包覆，深入到肺臟，持續提供新鮮氧氣給肺泡。當氣喘發作時，平滑的肌肉組織會產生痙攣，這可能發生在肺較上方的部位。

但也可能發生在更深入的地方，比如在靠近肺泡的地方；這時呼吸道變狹窄，使得呼吸更加困難。

2. 上皮組織發炎。

呼吸道被一層薄薄的細胞覆蓋，稱為上皮組織。上皮組織可能會因為我們吸入的某些化學物質而發炎，此時上皮組織會腫脹，導致呼吸更加困難。

3. 增加黏液分泌。

上皮組織由製造黏液的細胞和纖毛細胞構成。這兩種細胞配合起來，可讓肺部保持乾淨無菌。黏液可抓住灰塵，而覆蓋在呼吸道內壁的纖毛，會將這些黏液送到喉嚨。但是當氣喘發作時，上皮組織製造出過多黏液，使得纖毛難以移除，當然，也就讓呼吸變得更困難。

我們現在知道在氣喘發作時，其中一個重要生理變化是呼吸道發炎，而醫生會建議嚴重氣喘病患者㉝服用消炎藥物，但其實WHM就可以達到同樣的效果，而且副作用比較少。

菩提格強調呼吸淺一點的重要性，並說用鼻子呼吸，能確認你不會呼吸得太過深入。然而，霍夫的呼吸技巧是要深深的吸氣，接著緩慢的吐出來，看起來似乎與菩提格的說法完全相反。不過，在做過霍夫的練習後，大部分人開始呼吸得比較平靜，他們的二氧化碳值也回復正常。因為當你在進行這些呼吸練習時，你的呼吸是受自己控制，而氣喘患者則呼吸得太深入，且無法自行控制。

關節炎不是只有年長者、肥胖者得到

自二〇一三年起，關節炎就一直與發炎相關。關節炎是一種進行性疾病（正在惡化的疾病），關節之間的軟骨正逐漸遭到侵蝕，引起疼痛和僵硬。荷蘭大約有一百二十萬

㉝ 一個星期使用短效β2腎上腺素作用劑（β2-adrenergic agonist）擴張氣管三次以上的患者。

人，患有某些形式的關節炎。最近的治療方法為吃止痛藥，如果情況非常嚴重，患者可能必須接受手術，置換新關節。

長期以來，關節炎都被當成是軟骨本身的疾病，因關節磨損或受傷所引起。這個觀念會一直持續，是因為關節炎通常發生在年長者、肥胖者身上，他們的關節因為體重超重而磨損得更快。這聽起來似乎合理，卻忽略了一個事實，就是肥胖者的關節炎通常都在雙手，這無法以過重、關節難以負擔來解釋。

二〇一三年六月，路克．葛希爾曼（Lobke Gierman，一九八三）以論文〈發炎：新陳代謝症候群與骨關節炎間的關係？〉（*Inflammation: a link between metabolic syndrome and osteoarthritis?*）正式拿到博士學位。做完這次研究後，葛希爾曼說：「現在我們對關節炎有完全不同的觀點了。因**過重導致的輕微發炎反應**可能才是主因，尤其是在這項疾病發生的早期。」

糖尿病和肥胖的關聯性

糖尿病有兩種類型，分為第一型糖尿病和第二型糖尿病。

1. 第一型糖尿病的特徵：

- 身體幾乎不會分泌胰島素。
- 免疫系統意外的摧毀了製造胰島素的細胞。
- 患者需要自己注射胰島素，一天好幾次，或是使用胰島素幫浦。
- 第一型糖尿病舊稱為「幼年型／青少年糖尿病」。
- 十個糖尿病患者中，有一個是第一型糖尿病。

2. 第二型糖尿病的特徵：

- 身體對胰島素有抗性（抵抗能力）。
- 身體不再對胰島素正常起反應（胰島素不敏感㉞）。
- 體重過重、缺乏運動、年紀、家族有遺傳病史，都會增加得到的風險。
- 患者的治療方式通常是藥物，建議健康飲食、強調運動的重要性。有時也必須注射胰島素。

㉞ 胰島素敏感度較高的時候，只要分泌一點胰島素，就可以降低血糖。

- 舊稱「成人型糖尿病」，但現在年輕患者也越來越常見。
- 十個糖尿病患者中，有九個是第二型糖尿病。

最近，肥胖與第二型糖尿病之間，還有以下兩個因子與發炎之間的關聯，越來越受到關注。此為荷蘭糖尿病基金會（Dutch Diabetes Fund）網站，所發布之訊息：

第二型糖尿病的發展過程中，肥胖是相當重要的特徵，因為體重過重的人，其身體對胰島素的反應較差。有確實的根據指出，脂肪組織發炎也是關鍵，針對這項聯結，目前有多項研究正在進行中。

研究顯示，蛋白質細胞激素IL-1是脂肪組織發炎的關鍵角色。這項研究在動物及人類的細胞中皆有研究，而這種蛋白質在肥胖者身上特別活躍，尤其是腰部附近的脂肪。

在老鼠實驗中，若抑制這種蛋白質，身體對胰島素的反應比較好。此外，研究人員也發現IL-1的姊妹蛋白質IL-37，它們的效果正好相反。在動物實驗中，肥胖者身上的IL-37會提供保護，對抗發炎和胰島素不敏感。這項發現可能提供了對付第二型糖尿病的新方法。

這些研究結果，使得未來可能會進一步探索，發炎是否可用藥物抑制，而終極目標是要改善胰島素不敏感。

以上陳述，也說明發炎和文明病之間，有另外一個間接相關性，相信未來必定會出現更多的相關研究。根據這些研究，你有更好的理由，給冷訓練和呼吸練習一個機會。雖然我們目前還不知道發炎、肥胖和糖尿病三者，到底誰最先發生，但這確實很值得仔細調查。而發炎和肥胖之間又有什麼關聯呢？

肥胖者想輕鬆減肥，得練習燃燒棕色脂肪

越來越多證據顯示，肥胖與發炎反應息息相關。二〇一三年，澳洲布里斯本（Brisbane）的研究指出，肥胖者腹部脂肪組織中的炎性蛋白PAR2含量異常，該項研究刊登於《FASEB期刊》（*The FASEB Journal*），由大衛・P.・費利（David P. Fairlie）博士帶領。費利在過胖的老鼠和人類身上測試，實驗結果提供了新的見解：

人類免疫細胞表面的炎性蛋白PAR2的含量，在接觸到飲食中的正常脂肪酸時，也會增加。餵食了大量糖與脂肪的肥胖老鼠，其體內的PAR2很高，但若給牠們可以結合PAR2的口服藥，這種蛋白質所引起的發炎反應就會受到阻斷，其他因高油脂、高醣飲食引起的負面反應，也同樣會被抑制。

費利博士說：「這項重要的新發現將肥胖、高油脂、高醣飲食，和免疫細胞的改變、發炎狀態聯結在一起，強調**肥胖其實是一種發炎疾病**。而設計來阻斷特定炎性蛋白的藥物，如這份報告中使用的藥物，或許能夠預防和治療肥胖症狀，而肥胖又是第二型糖尿病、心臟病、中風、腎衰竭、截肢還有癌症的主要潛在因素。」

《FASEB期刊》的總編輯傑洛．偉斯曼（Gerald Weissmann）醫師補充道：「我們知道，吃太多和運動少會讓人過重且肥胖，但為什麼呢？這篇報告的重點，在於肥胖是種發炎疾病，而發炎在導致肥胖的惡性循環中，比大多數人以為的還要嚴重。看來，一旦我們能控制發炎，就可以讓所有事情回到軌道上。幸運的是，科學家已經找出一種似乎有效的化合物了。」

這篇澳洲的研究很有意思，但是研究人員的結論還是要用藥物，來控制炎性蛋白。

不過比起用藥，為什麼不先嘗試改變飲食，加入更多運動、呼吸練習和冷訓練呢？這些也可能控制住炎性蛋白。

安娜瑪麗・胡佛（Annemarie Heuvel）自己找出了答案。胡佛先前是頂尖水球選手，現在經營一間叫做TopsportConnect的公司。她不再當頂尖運動員之後，就把所有精力花在新企業的經營上，她開很多會議、到處出差、有一大堆聚餐，結果胖了一大圈。多年來，她試過各種飲食法，但從來沒達到想要的成果，直到她的前隊友派伯讓她對WHM產生興趣。之後，她徹底改變生活形態，搭配健康的低鹽飲食、喝大量的水，加上WHM，現在已經減掉了十四公斤。感覺生理和心理上都恢復了健康。

除了發炎以外，棕色脂肪也是個很重要的因素。**身體接觸到冷所起的反應，會活化兩種蛋白質（PRDM16和BPM7），因而產生棕色脂肪**。

如同我們先前解釋過，身體有兩種脂肪：白色脂肪與棕色脂肪。白色脂肪用來儲存能量，而嬰兒和其他哺乳類動物主要就是運用棕色脂肪，來維持正確的體溫。成年人幾乎不會有更多的棕色脂肪，這其實很奇怪，因為它是身體燃料的珍貴來源。在寒冷地區，**經常在戶外活動的人依然有大量的棕色脂肪**，霍夫也是如此。

棕色脂肪是在身體冷時所製造出來，而它也確保身體在儲存脂肪，以及把脂肪當作燃料之間，能維持良好的平衡。棕色脂肪跟白色脂肪不同，它含有大量的粒線體，而粒線體是身體的發電廠。因此，棕色脂肪能燃燒的脂肪比白色脂肪多，白色脂肪組織裡幾乎沒有粒線體。

簡要的說，冷的身體可以製造出更多棕色脂肪，讓更多脂肪在細胞內燃燒。你身上有越多的棕色脂肪，就越能燃燒脂肪，也就能減去更多重量。

既然談到了能量和燃燒脂肪，想一下那些有慢性疲勞的人，他們的身體到底發生了什麼事，也是個有趣的話題。

為什麼會慢性疲勞？原來休息時也在燃燒能量

曾任肺功能實驗室助理的馮德波爾，她的理論也很有趣，而且和我們對身體能量系統的檢驗有關。在她的《告別慢性疲勞》（*Chronische vermoeidheid nooit meer!*）一書中，提到像脂肪、蛋白質、碳水化合物這類營養素，都在細胞層面燃燒，所有的肌肉和器官都需要能量，無論是使用中還是休息中都要。

它們的燃燒就跟正常的火一樣，過程中需要燃料和氧氣。氧氣是與空氣一起吸入，並由肺部吸收，接著由血液帶到肌肉和器官的每個細胞裡。

三磷酸腺苷（adenosine triphosphate，簡稱ＡＴＰ）是身體主要的能量來源。當

ATP分解時，就會釋放出能量。由於ATP是相對大而重的分子，所以不可能將所有能量都以ATP形式儲存。因此，身體會用相當有效率的方式應對，也就是有不同的能量系統，讓ATP以不同形式提供能量。通常，**當我們需要能量時，我們可以從五個「儲存罐」裡提取**，它們全都以自己的方式提供ATP：

- 脂肪。
- 葡萄糖（有氧）。
- 糖解作用（glycolysis，無氧）[35]。
- 磷酸肌酸（Creatine phosphate，簡稱CP）[36]。
- 自由ATP。

能量的需求量是根據活動強度而異，而每個儲存罐都有不同的容量和作用。重要的

㉟ 將葡萄糖轉化成丙酮酸的代謝途徑。
㊱ 在肌肉或腦、神經中的一種高能磷酸化合物。

是，不同能量系統通常皆為一起工作，但是其貢獻程度並不同，要根據活動的持久與強度而定。

若是活動的強度較低，會使用較多低能量脂肪做為燃料；面對強度較大的勞動，則需要用較多自由ATP。能量的產生是透過分解有機化合物，將能量釋放出來。這個過程可以與氧氣一同進行（有氧），或不需要氧氣進行（無氧）。

到目前為止，儲存脂肪還是最大的能量來源，就算你沒有過重也是如此。身體的脂肪儲存是設計來應付輕度、長時間的活動，因為這種能量釋放的速度較為緩慢。但是，當身體需要能量快速供給時，有氧過程就太慢了，此時葡萄糖會在無氧的狀態下分解，這個化學過程稱為糖解作用，以不同且無氧的方式釋放能量。

而遇到極度強烈的運動時，身體則會使用少量的自由ATP，以及儲存在肌肉中的磷酸肌酸（CP）。身體儲存的CP足夠供應十秒到三十秒的能量，而足夠的ATP提供兩秒到四秒的瞬間爆發力。在了解以上資訊後，讓我們回到疲勞。

身體一整天都在使用能量，即使休息或進行極少量活動時都是。在一整天的勞動過程中，很少會用到自由ATP和CP。葡萄糖和糖解作用可以維持你一個小時的活動，如果你是頂尖運動員，至多兩個小時。我們都看過絕食的人，知道即使不吃東西，人體還是有足夠的脂肪讓人存活好幾天。

健康的身體首先會燃燒儲存於肌肉中的脂肪，接著才會是儲備的皮下脂肪。當激烈的活動停止後，肌肉中的脂肪會由脂肪組織去補償。因此勞動量越大，身體就越需要動到儲存的葡萄糖。

然而，有些測試結果顯示，有**慢性疲勞的人在休息時，也會動用到儲存的葡萄糖，而非脂肪**。有體力耗盡、慢性疲勞症候群（chronic fatigue syndrome，簡稱CFS）、感染性單核球增多症（Pfeiffer's disease，正式名稱為Infectious mononucleosis）、纖維肌痛症患者，其使用能量的方式，彷彿他們一直在進行激烈的體力活動。

所以，當慢性疲勞患者認為他們在休息時，其實體內仍然在拚命工作，那些用掉的儲備能量無法得到補償，當然感覺筋疲力盡。雖然，許多慢性疲勞症候群患者並沒有過重，但體脂肪相對很高，因為儲存的脂肪一直沒有使用，使得他們的身體變成燃燒醣的機器。即使晚上睡覺，也不斷在使用體內的醣，這解釋了為什麼他們早上起來後，還是感覺非常疲憊。

在這種情況下，**呼吸是個非常重要的因素。它讓身體懂得「開啟」，也就是辨識出活動或休息狀態**。馮德波爾認為，這一點和血液中氧氣與二氧化碳的平衡遭到破壞有關。根據她的研究，血液中的二氧化碳不足會提高身體PH值，而二氧化碳不足又是由於呼吸太急促或太深入；這說法又呼應到菩提格和他對氣喘的看法。

所以推論後，我們能得知練習呼吸和善用棕色脂肪，對受慢性疲勞之苦的人也有正面效果。

冰人呼吸使用者熱情分享

我差不多完成這本書時，在推特上發了一則訊息：「與霍夫合作的書差不多要完成了，有誰運用冰人呼吸法後，治癒了自身的健康問題，同時覺得該收錄於此書中？」推特不是我最喜歡的社群媒體，但是我很想看能收到何種回應，是否有我為本書進行採訪和研究時，沒有提及的困擾和疾病。

果然，我確實收到了一些回應，想要跟你們分享。這些不是非常嚴重的疾病，我也沒有找醫生查證，但這些都來自WHM的熱情使用者。既然呼吸練習和冷訓練不是昂貴的藥物，也沒什麼激烈的副作用，你何不嘗試看看呢？接下來，就讓我們看一下大家的回應：

1. 靜脈曲張。

藍紫色的血管出現在皮膚表面，就是所謂的靜脈曲張，包括小的毛細血管，或大而腫脹、看起來就像腫塊的靜脈。目前還不確定為什麼會形成靜脈曲張，但可能和幾個因素有關。

心臟將血液打出去，經由動脈輸送到身體各個部位，再經由靜脈將血液送回心臟。如果你的小腿肌肉緊繃，小腿的血管就會擠壓在一起。由於腿部靜脈裡有瓣膜，血液沒有辦法往下流動，只好往上朝心臟方向擠壓。而當腿部的血液沒有好好流回心臟時，就會集結在靜脈裡面，造成靜脈裡的壓力增加並開始膨脹，使得瓣膜不能夠確實閉合。無法確實運作的瓣膜會阻止血液往上流，所以又有更多的血液聚集在靜脈中，導致靜脈又膨脹得更加嚴重。痔瘡也是一種靜脈曲張，只是發生在肛門裡面或周圍。

我在推特貼了那則訊息後，收到好多人留言，說在練習冷訓練後，**痔瘡竟然痊癒**了，這是他們始料未及的效果。

2. 手腳冰冷。

如果你洗冷水澡，就比較不會有手腳冰冷的問題。這聽起來好像有點矛盾，但其實非常合邏輯。在接觸到極端的冰冷時，你的身體會開始產生熱，就像打開溫度調節裝置一樣。即使冷源移除之後，比如關掉蓮蓬頭，身體仍會繼續產生熱。

除了冷訓練外，呼吸練習也能幫助你擺脫手腳冰冷。手腳冰冷的其中一個原因，就是不規則、急促的呼吸。這聽起來很奇怪，但事實如此。如果你呼吸得快，會呼出太多二氧化碳。血液中氧氣和二氧化碳的比例應該是約三：二，倘若呼吸過快，就會擾亂這個平衡。當體內的二氧化碳太少，血管會收縮、循環較差，這會立即顯現在肢體末稍，也就是你的手和腳。

消炎藥物能延緩老化，但你可以不服藥而抗炎

我在推特發完那則訊息後，有人寄了一篇文章給我，是《每日彙報》（*Algemeen Daglad*）裡的文章，內容描述布洛芬這種藥物效用的研究。標題是：布洛芬可能是長壽的祕密。

布洛芬通常用來緩解疼痛、對抗感冒和降低發炎，研究人員在此研究中，將它測試於酵母菌、真菌和蠕蟲。這篇研究實在讓我不感興趣，但是提到老化與消炎藥物的聯結，讓我覺得很有趣。

這種藥物似乎能顯著延緩老化。來自德州農工大學（Texas A&M University）和其他單位的研究人員，每天施打特定劑量的布洛芬給酵母菌、蠕蟲和真菌，並且持續研究三年，然後將其與人類服用的劑量相比較。而研究證實，酵母菌的壽命延長了一七%，換

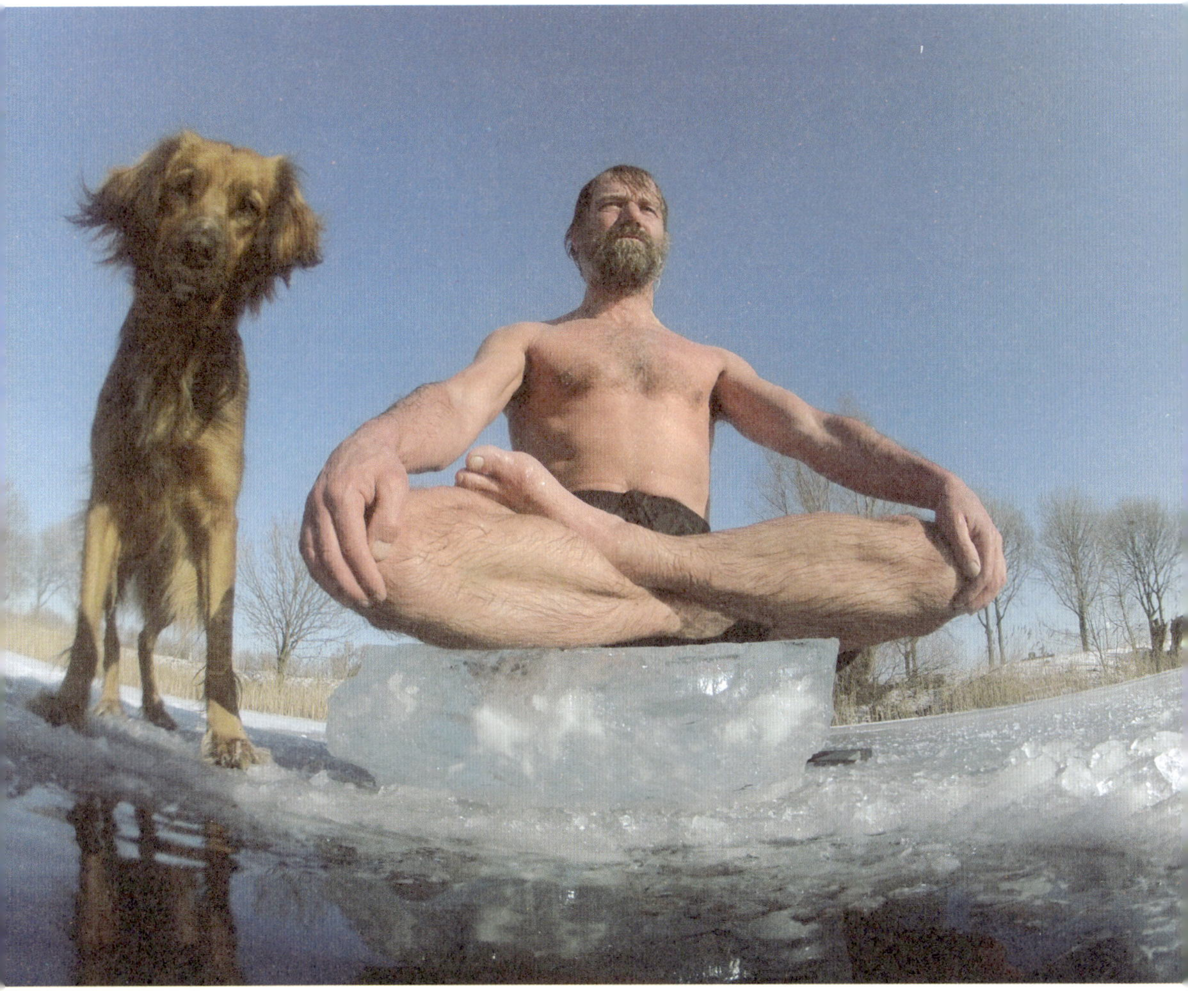

身體一整天都在使用能量，即使是休息或進行極少量的活動時都會消耗能量。

做人類壽命是十二年；蠕蟲和蒼蠅的壽命也顯著延長一〇％左右，而且，牠們之後的健康狀況似乎也很好。

荷蘭格羅寧根大學醫學中心（University Medical Centre in Groningen）的細胞生物學教授愛倫．諾倫（Ellen Nollen），稱這個結果「充滿希望」。在早期研究中顯示，布洛芬與降低罹患老化疾病（比如阿茲海默症）相關。「它顯然含有某些成分，以不同的方式干預細胞內部作用，成為延長生命的方法。」諾倫又補充說：「這非常值得未來進一步研究。」雖然科學家常說這句話，不過在這個案子中，這個建議聽起來似乎很實在。

快速減輕壓力的好方法

使用過冰人呼吸法的雷昂．丹杜馬（Léon Dantuma）寫下：「曝露在寒冷中，總能立即將我完全帶回到此時此刻。當我覺得壓力大或腦袋一片混亂時，通常會洗個冷水澡；疲倦、想要立刻提振精神時，也會去洗冷水澡。」我收到很多類似的回應：越是和身體接觸，就會越放鬆、壓力也會減輕……不管描述得多模糊，聽起來就是很合邏輯，而且對健康的人來說也有一定好處，鼓勵你們實際試試看。

你或許會說人要快樂，只需要健康、食物、水和遮風避雨的住所就夠了。然而，世界上有無數人有地方住、有充足的食物和水，健康狀況也沒問題，還是整天焦慮又慌亂，腦袋裝滿了「必須做」的所有事，這真是令人難過。所以，為了提振一下精神，現在就去洗個冷水澡，看它能為你帶來什麼改變吧！

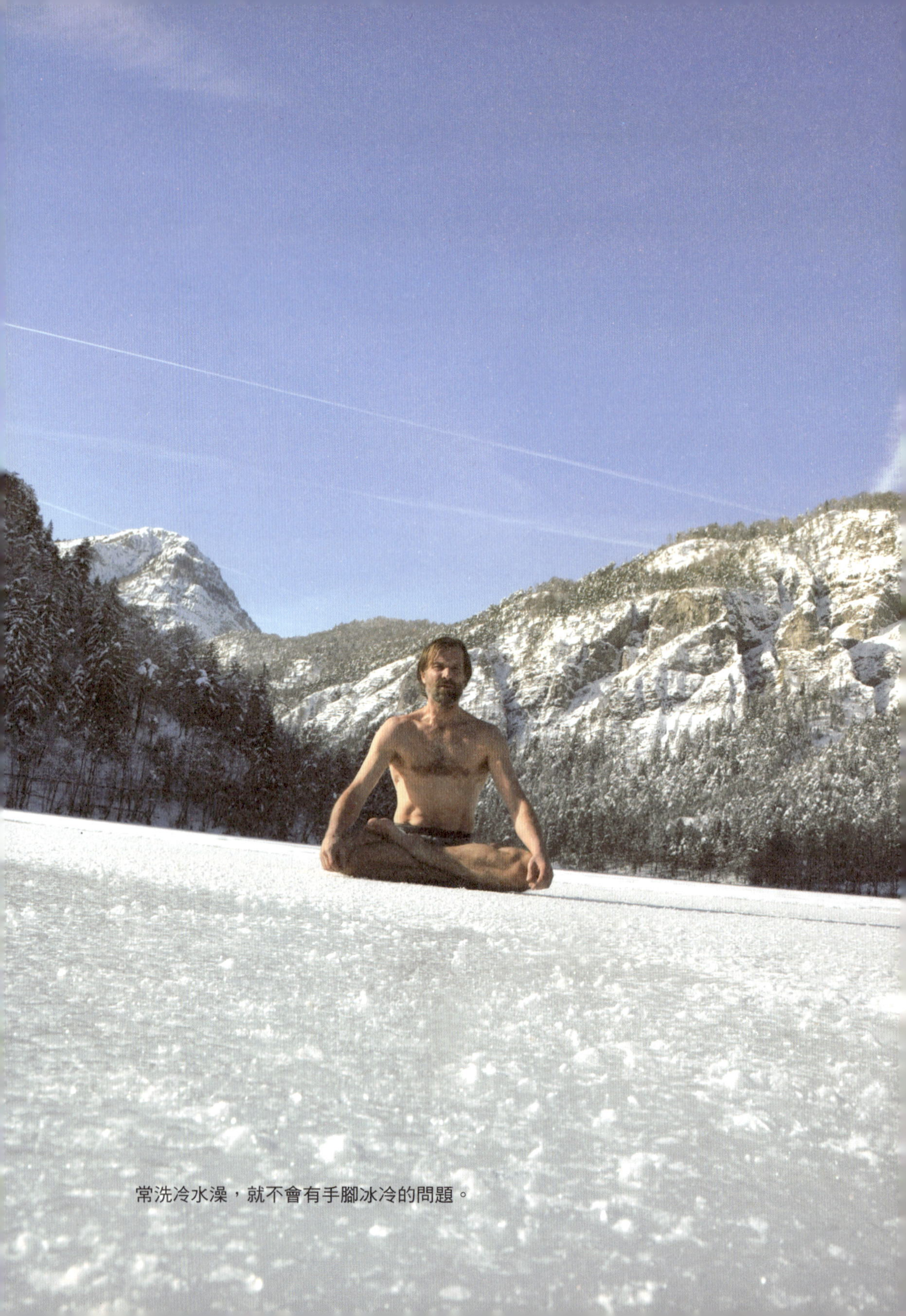

常洗冷水澡，就不會有手腳冰冷的問題。

第 7 章

三十天自我訓練：行動與實踐

讀書是非常有益的事，但這些知識如果只停在理解狀態，而沒有實際行動，就太可惜了。因此，我們想鼓勵你開始進行呼吸練習和冷訓練三十天。每天做這項呼吸練習：

- 深吸氣，然後吐氣。
- 以你覺得最舒服的步調和韻律呼吸。
- 重複三十次。

最後一次時，將氣完全吐出去，接著非常深入的吸氣，再緩緩吐氣，然後等待。深深的吸氣，接著緩緩的吐氣，不要過於勉強自己。不要完全把氣全吐掉，留一小部分的氣體在肺裡。這樣呼吸三十次之後，最後一口氣吐完就憋住，直到你感覺必須吸氣時再吸氣。重複這項練習直到你感覺刺麻、頭暈，或是身體疲軟。

你可以藉由測量憋氣的時間，來檢查身體是否在呼吸練習中有所改變。進行練習前，先測量你可以憋氣多久，練習完後再量一次，並記錄在下一頁測量表中。若你的憋氣時間越來越長，就是個好現象。

天數	冷水澡	呼吸練習	憋氣時間
1			
2			
3			
4			
5			
6			
7			
8			
9			
10			
11			
12			
13			
14			
15			
16			
17			
18			
19			
20			
21			
22			
23			
24			
25			
26			
27			
28			
29			
30			

若你的憋氣時間越來越長，就是個好現象。

趁著水還溫暖時，先練習呼吸再冷訓練

一開始，跟平時一樣洗溫水澡。接著，趁著水還溫暖時，開始進行下面的呼吸練習：緩慢的吸氣與吐氣。這樣做個幾次，接著把水轉冷，同時試著保持平靜的呼吸，讓冷水沖個一分鐘；第二個星期時，站在冷水底下沖兩分鐘；第三個星期，做同樣的事，不過一次要沖三分鐘；**到了第四個星期，站在冷水底下一次沖五分鐘，而且不要先洗溫水澡**。

除此之外，每星期替你的雙手和雙腳做一次冰浴也很好。拿一個大碗裝冷水，再加入大量冰塊，如果沒有製冰機，可以到超市買冰塊。把雙手泡在冰水中兩分鐘，然後雙腳也重複一樣的動作。

如果你個人比較喜歡坐在冰浴裡，或是冬天到戶外游泳，我們當然也很鼓勵你這麼做，但是建議第一次嘗試時，請由有冷訓練經驗的人陪同。

結語
不需要到冰島體驗寒冷，洗冷水澡就夠了

二〇一四年十二月十七日，我穿著泳褲和短袖上衣，走在阿姆斯特丹的運河旁，當時氣溫是二度，還刮著刺骨寒風，冰和雨水夾雜在空氣中。我從家裡走向阿德米拉勒赫運河，準備去泡水。鴨子在運河裡游泳，牠們可不介意寒冷。然後，我脫下上衣。

「你要去游泳嗎？」我聽到有人在說話，便回過頭。有個戴著毛帽、穿著厚防水大衣、把圍巾拉高蓋住嘴巴的人，用驚訝的眼神看著我。

「不是真的要游泳啦。」我回答：「我跳到水裡活動一下，大概四到五分鐘，然後就會起來了。」

那個人瞪大眼睛看著我說：「那樣真的很危險，你知道裡面有多冷嗎？」

我知道水裡的實際溫度，因為當天下午剛測量過。我回答他：「四度。」

但那個人並沒有因此安心，他不想隔天看到報紙，說有人因失溫死於運河裡，所以他繼續站著不走。我向他說明霍夫這個人，說我正在寫一本書，以及正在做冷訓練，然

而這並沒有完全說服他，但引發了他的好奇。他問我可不可以側拍，我回答沒關係，然後就進入運河裡。

過了一、兩分鐘後，這個人興致完全被帶起來了。

我在水裡開心的划來划去，解釋血管的活動和寒冷帶來的益處，這些都是免費的，而且基本上在自家後院就辦得到。這個人很興奮的叫他哥哥來，他揮舞著雙手、告訴他哥哥真的有人在運河裡游泳，叫他一定要過來看。當時非常冷，天空正飄著雪，還有個人在運河裡划來划去。

當我爬上岸、平靜的穿上衣服時，他的哥哥走向我們。我全身都溼透了，加上冰冷的寒風，使我開始感覺到冷，想要趕快回家，但這對兄弟不斷問我一個接著一個的問題：這怎麼可能？我為什麼要這麼做？他們也該做嗎？對什麼樣的人有益處？每個人都可以做嗎？我盡可能回答他們所有的問題，滿足他們熱切的好奇心。他們離開前，還回頭對我喊說這本書出版時，他們一定會看。那個時候，距離出版還有好幾個月。

我回到家，用一杯熱茶讓身體溫暖起來。我理解到，霍夫向好奇的人們解釋寒冷的實際好處，是個非常正向且令人滿足的工作。

一個星期後，我再次到阿德米拉勒赫運河去。當時是晚上十點，空氣乾燥但依然很冷。天色很暗，街上一個人也沒有。我滑入水中，五分鐘之後，便游回岸邊。

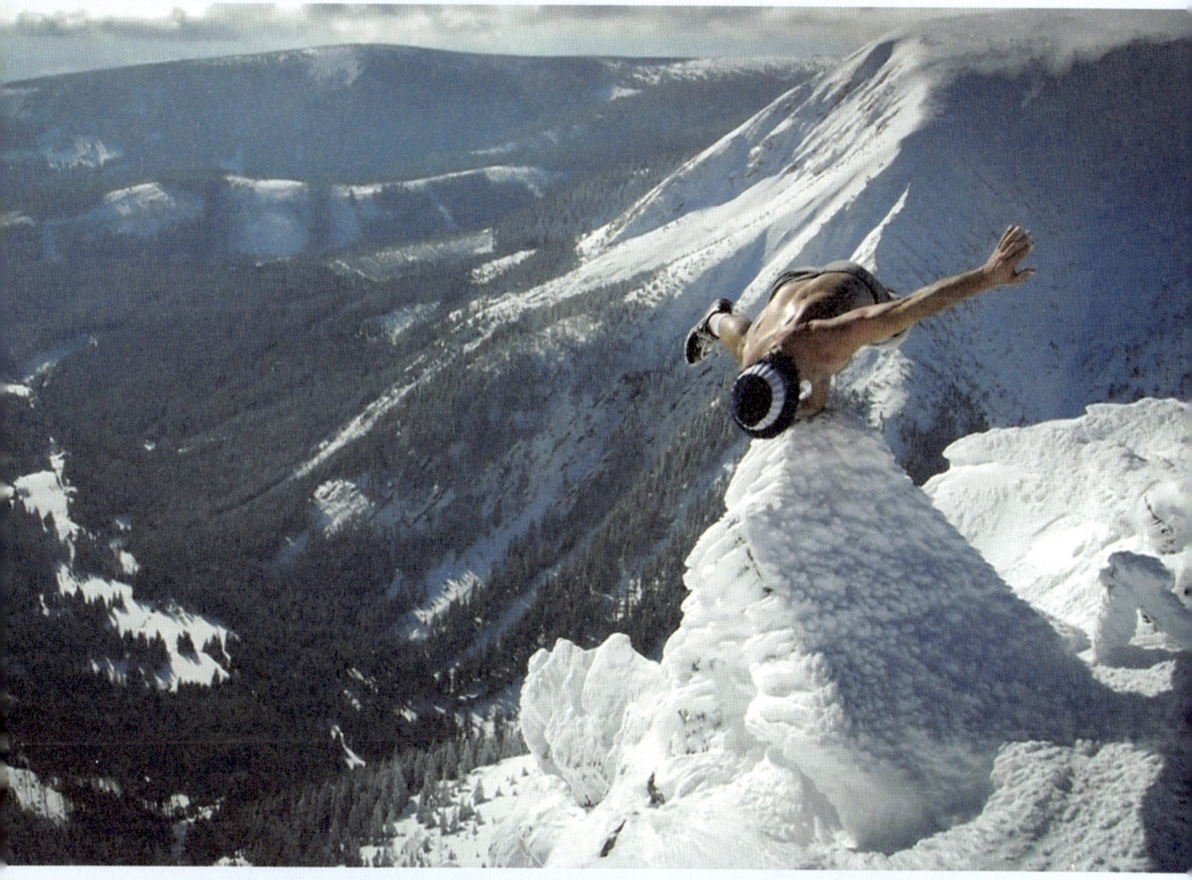

不需要特地到冰島體驗寒冷的好處，洗冷水澡就有同樣的效果了。

「先生，你在做什麼？」我聽到旁邊有低沉的聲音傳來。

兩個警察用懷疑的眼神看著我，顯然希望我快點交代這怪異的舉動。我解釋說我正在與霍夫，也就是有名的冰人合作寫一本書，因此，當然自己得先做一些練習。兩位警察對於我的答案（也可能是對在運河裡游泳），似乎仍感到不滿意。難道我不知道水有多髒嗎？當然，我自己也有疑慮，但是近年來阿姆斯特丹的運河已經乾淨很多。

警察依然不太高興，說在運河裡游泳其實不被允許。這下換我驚訝的看著他們，不可以在運河裡游泳嗎？我從來沒想過這種事。他們告訴我北荷蘭（Province of North Holland）省有一百二十四個官方允許的游泳區域，但阿姆斯特丹運河並不在其中。

「噢。」我回答。他們警告我，要我答應以後不會再犯後，就放我回家了。

我回到家，同樣用一杯熱茶溫暖身體，並理解到對霍夫來說，要和懷疑論者及那些對他特殊舉動有意見的人溝通，有多麼困難。

我熱切的希望，這本書能幫助人們重新發現寒冷的正面效果，也希望它能在霍夫和「正常」讀者間搭起一座橋梁。霍夫超越了極限，而他的熱情來自於靈魂深處，這種真摯情感對某些人來說，有著積極、正面的效果，但也可能嚇壞某些人。

藉由這本書，我們想要告訴你，你不需要到冰島才能體驗寒冷的好處。在寫書的過程中，雖然比不上霍夫的極端，不過我也在冬天的運河裡追尋極限。當然，冷水澡就有同樣好的效果了。

所以，此刻讓我致上最溫暖（和最寒冷）的問候。

庫帝永

尼德霍斯丹堡（Nederhorst den Berg）．北荷蘭省

二〇一五年二月

專門詞彙表

有氧異化（Aerobic dissimilation）

有氧異化指的是有機分子的燃燒，最常見的是葡萄糖，也是生物體中最大量使用的能源。在葡萄糖有氧異化的過程中，葡萄糖分子被完全分解成二氧化碳和水分子。

主動脈（Aorta）

主動脈是體內的主要動脈。它始於心臟的左心室，沿著脊髓到達腹部。一般來說，成年人主動脈的直徑為兩公分至三公分。而人在休息狀態時，每分鐘有約五公升的血液流過。

阿什拉姆（Ashram）

「阿什拉姆」是印度文中的生活社區，也是宗教成員的聚會場所。這個詞在印度教中，常用來指宗教學習的地方，通常是修道院，或其他具有宗教意義的地方。大多數情況下，阿什拉姆也指聖人的家園。一般來說，它的所在地都遠離人類居住的地區。

ATP（adenosine triphosphate）

ATP就是三磷酸腺苷，它在身體內扮演著化學能量的重要角色。細胞內ATP的濃度範圍，為一毫莫耳至十毫莫耳（millimolar）。一個體重七十公斤的人，每天使用大約六十五公斤的ATP，而在平常的任何瞬間裡，體內的自由ATP量僅有五十公克，所以細胞會不斷製造ATP。

自學者（Autodidact）

沒有教師或教育機構的監督，而自行學習的人。這個詞語主要形容，一個透過自學而獲取大量專業知識的人，等同於接受大學或類似的高等教育。

自體免疫疾病（Autoimmune disease）

身體攻擊自體並導致病症的疾病。免疫系統原本應該保護身體、抵抗入侵者，但當免疫系統產生的抗體，因故攻擊其自身的細胞和組織時，我們反而會因為身體試圖保護自己、不受自己傷害而生病。

自主神經系統（Autonomic nervous system）

自主神經系統調節體內各種規律，如溫度、心率、血壓、呼吸、血管的擴張和收縮，以及消化系統的運作。「自主」一詞在字面上，表示我們不能影響這些過程，但是霍夫已經確定證明這是可能的。自主神經系統由兩部分組成：交感神經系統和副交感神經系統。

血小板（Blood platelets，thrombocytes）

血小板幫助血液凝固。如果血管受損，血小板會聚集到血管壁上，形成防止滲漏的痂。缺乏血小板的人可能會有嚴重出血問題。

棕色脂肪組織（Brown fat tissue）

哺乳動物體內的兩種脂肪組織之一。白色脂肪主要是當作能量儲存，而棕色脂肪的主要功能，是藉由燃燒脂肪酸和葡萄糖來產生體溫。

棕色脂肪名字的來源，是其細胞中有大量粒線體，比白色脂肪細胞多很多，於是變成了棕色。只有哺乳動物體內有棕色脂肪。

康士坦丁・菩提格（Konstantin Buteyko）

菩提格（烏克蘭人，西元一九二三年至西元二〇〇三年）設計了以他的名字為名的呼吸法。他確定肺泡中的二氧化碳不足，會引起血管和支氣管的痙攣（即高血壓和氣喘），產生一種被稱為菩提格法的治療方式。

毛細血管（Capillaries）

毛細血管就是極細的血管。

染色體（Chromosomes）

染色體是一種ＤＮＡ分子，包含個體所有的遺傳資訊。身體中的每個細胞都含有相同的染色體，遺傳資訊以ＤＮＡ串的形式儲存，含有這些資訊的ＤＮＡ序列就是所謂的基因。在同樣物種的每個個體中，基因總是存在染色體中的同一位置。

古典制約（Conditioning）

古典制約是一種學習方式，將兩種刺激條件聯結起來，當其中一個刺激條件改變時，便會產生反應，由俄羅斯的研究人員伊凡・巴夫洛夫最先提出。當他在研究狗的消化過程時，發現狗在給食物之前，就開始流口水，於是他進一步研究這個現象，看是否可以教導狗不自覺的流口水。

做法是在餵狗前五秒搖鈴，這樣做了幾次後，他觀察到狗會把鈴聲與餵食聯結。很快的，當牠們聽到鈴聲時，就會開始流口水，不須看到任何食物。

紅血球與白血球（Corpuscles, red and white）

紅血球（erythrocytes）是最常見的血球形式，它們藉由血紅蛋白（一種蛋白質，是絕佳的氧氣載體）的輔助，將氧氣送到身體各處。血紅蛋白藉由鐵，可以輕易與氧氣結合，而缺乏血紅蛋白和鐵就是所謂的貧血；白血球（leukocytes）的主要功能是保護身體免受各種外來物質侵害。在輸血的情況下，白血球會產生抗體，對抗捐血者血液中的白血球。

在最好的情況下，病患不會因輸血而產生任何不良影響，然而抗體經常會引起發燒或更嚴重的副作用。為了防止這種情況，就會將白血球從捐血者的血液中，盡可能過濾出來，而這種過濾過程稱為減白（leukocyte depletion，減除白血球），在所有輸血過程中都可使用。

腎上腺皮質固醇，俗稱類固醇（Corticosteroids）

這些消炎藥物類似腎上腺皮質中產生的激素，它們可用來治療各種健康問題，以及由風溼病引起的關節疼痛。比較常見的類固醇包括 prednisone 和 prednisolone。

皮質醇（Cortisol）

皮質醇被稱為壓力賀爾蒙，在各種形式的壓力下便會分泌，包括生理和心理的壓力。它並不是唯一的壓力賀爾蒙，皮質醇分解肌肉中的某些蛋白質，釋放出可以產生葡萄糖（能量）的胺基酸，這種能量可用來使身體恢復平衡。在面臨壓力的時刻，會分泌腎上腺素和去甲腎上腺素（noradrenaline），使身體更加警覺，並準備好「打」或「逃」，而皮質醇可以補充這種能量耗損。

皮質醇產生於腎上腺皮質。產生的量則跟隨生物節律，意思是它在一天內的每個時刻都不相同。當身體醒來時會釋放較多，使我們感到飢餓。

磷酸肌酸（creatine phosphate，簡稱 CP）

磷酸肌酸是身體無氧代謝的一部分，它是儲存在肌肉細胞中的高能量化學物質。CP是由人體自然產生，也可以在肉類和魚類等食物中找到。當我們身體開始移動時，

CP能讓肌肉收縮。

在劇烈的體能活動中，CP透過磷酸鹽分離的化學反應，迅速釋放能量，這些能量進一步用來收縮肌肉。會有部分肌酸釋放到血液中，並從尿液中排出體外，其餘肌酸則被肌肉吸收，藉由肝臟儲存，提供更多能量給日後使用。這是一個自我再生系統。

細胞激素（Cytokines）

細胞激素是種分子，在免疫系統中扮演重要角色，可活化某些受體。身體的不同細胞會釋放出不同種類的細胞激素，有些是持續產生的，而另一些只在起免疫反應的期間，由細胞釋放而活化。細胞激素的量也各不相同，有些只在局部起作用，有些則能影響整個身體。

五小時間歇性斷食法（Fast-5 diet）

這種飲食方法是由前美國空軍醫師伯特・赫林發現（或說「再發現」）。執行方法是每天進食時間集中在連續五小時的區間內，讓消化系統可以在其餘時間內休息。

葡萄糖（Glucose）

葡萄糖是人類身體主要的一種能量來源，由於它不能儲存在體內，因此會被轉化為肝糖，也就是一種葡萄糖單體的聚合物，儲存在肌肉和肝臟中。一般人的體內儲存約一百克。

血紅素（Hemoglobin）

血紅素是人類和許多動物血液中含有的蛋白質，它與氧氣結合（oxyhemoglobin，氧合血紅素），使血液呈紅色。血紅素占紅血球含量的三分之一，並負責經由血液輸送氧氣和二氧化碳。

心率變異（Heart rate variability，**簡稱HRV**）

心率變異指兩次連續心跳之間的時間變化，低HRV則是判斷壓力的可靠指標。

下視丘（hypothalamus）

下視丘是大腦邊緣系統（limbic system）的一部分，它控制自主神經系統，並調節生物的行動，在確保個體和物種生存方面，扮演著極關鍵的角色，它調節的行動包括進

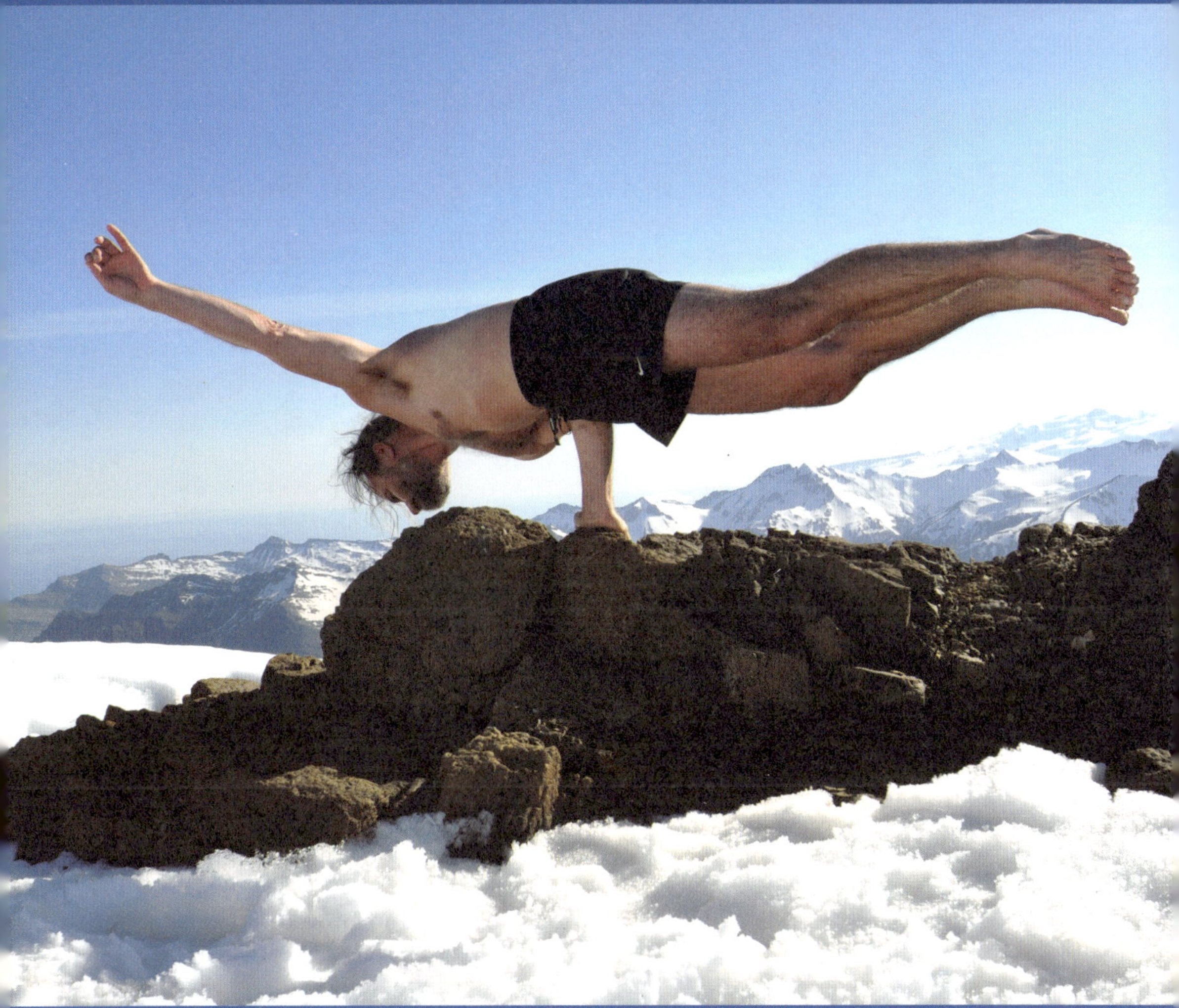

霍夫自學的瑜伽技巧，已經十分困難。

食、戰鬥、逃離和交配，對調節體溫也相當重要。

免疫系統（Immune system）

這是一種防禦機制，目的是對抗身體裡的入侵者和突變細胞。拉丁文中的「immunis」一詞是「免除」之意，也有防止入侵者的意思。人體的免疫系統，實際上是一種涉及多細胞生物體的免疫反應：大量細胞和分子共同攻擊入侵者。免疫系統除了保護我們對抗病毒、細菌和寄生蟲，還可將廢棄的化學物質、癌細胞和其他生病的細胞排出體外。

乳酸（Lactate）

當體內供給的氧氣太少時，乳酸就會在肌肉、大腦和其他組織中產生。營養素被吸收到體內，並在這些器官中燃燒，以提供能量。要良好燃燒，氧氣是必需的，如果有足夠的氧氣，乳酸就會產生很少，甚至不產生。

但如果氧氣不足，燃燒過程中就會產生乳酸，而非二氧化碳和水。等到獲得足夠的氧氣時，乳酸就會轉化為二氧化碳和水。然而，如果時間拖得太長，乳酸就會聚集在血液中，破壞酸鹼平衡，使得PH值下降並導致酸化。

褪黑激素（Melatonin）

褪黑激素是一種賀爾蒙，由血清素在松果體裡轉化製造，並釋放到血液和腦脊液中，分泌的量因不同時間而異。對許多動物而言，它影響睡眠、清醒和生殖節律。

在人體中，視網膜特定受體接受到光照，就會直接導致褪黑激素的自然分泌。曝露於藍光下（包括陽光或人工光，如電視機、電腦螢幕）會抑制褪黑激素的產生。如果接受到的藍光減少，自然分泌的褪黑激素會再次增加，這就是要身體減少活動、準備睡眠的信號。

微膠細胞（microglial，微小神經膠細胞）

微膠細胞是中樞神經系統中，巨噬細胞（macrophages）內發現的細胞，它們是有小核心的微小細胞，細胞質內含有大量的溶酶體（lysosomes），以及一些在其他巨噬細胞中，也有發現到的內含物。中樞神經系統的白質（white matter）[37]和灰質（gray matter）[38]中都有微膠細胞。

㊲ 中樞神經系統中主要組成元素之一，控制著神經元共享的訊號，協調腦區之間的正常運作。

㊳ 為中樞神經系統對資訊進行深入處理的部位。

粒線體（Mitochondria）

粒線體是細胞的發電廠，由於它們提供能量給細胞，因此細胞的能量需求，與其所含的粒線體數量有一定的關聯。

新皮質（Neocortex）

新皮層是大腦中最近進化的部分。相對而言，與其他哺乳動物相比，人類具有較大的新皮層，它是我們的語言中心，讓我們有理性思考和分析的能力。

氧飽和度（Oxygen saturation）

氧飽和度表示，血液中有結合氧氣的血紅蛋白百分比，這個數值通常應該是九五％至一〇〇％。氧飽和度僅表示血管中的血氧程度，並不包括肺部補充進來的空氣，以及排出的二氧化碳。

副交感神經系統（Parasympathetic system）

這部分神經系統與放鬆有關，被稱為人體的「剎車」。當它活躍時，人的心率低、呼吸平靜、消化系統活躍、血液循環良好。

松果體（Pineal gland）

松果體（又稱小腦上體〔epiphysis cerebri〕）會產生褪黑激素。這種賀爾蒙會影響許多身體功能，比如當日光不足時，我們就會分泌褪黑激素。此外，光線也可能與我們在不同季節時，不同的精神狀態有關。我們需要足夠的光線（太陽的光）來產生足夠的褪黑激素，而褪黑激素是當睡眠節奏正確時，由松果體所分泌出的。

腦下垂體（Pituitary gland）

這個重要的器官就在大腦下方，大約豌豆大小（直徑約一公分），重量不超過〇·五公克，位於顱骨底部的空腔內。在緊張的情況下，腦下垂體會分泌一種叫做促腎上腺皮質素（corticotropin）的賀爾蒙，確保腎上腺分泌皮質醇。

在這種壓力反應期間，下視丘會活化腦下垂體，這種相互作用稱為下視丘—腦下垂體—腎上腺的軸線（Hypothalamic-pituitary-adrenal axis，簡稱HPA軸），是個針對壓力產生的緩慢反應，大約需要三十分鐘，才能在血液中測得皮質醇。

血漿（Plasma）

血漿由溶解在水中的蛋白質、礦物質、脂肪和賀爾蒙組成，它輸送血球到身體各處，並含有數百種不同蛋白質，而每種蛋白質都有不同的功能。比如，白蛋白（albumin，又稱「清蛋白」）能吸收水分，確保水分留在血管中，而不是浸透到組織裡。血漿裡還含有凝血蛋白，它們與血小板一起，在血液凝固過程中扮演重要角色。

攝護腺特異抗原（Prostatic specific antigen，簡稱PSA）

攝護腺特異抗原是一種蛋白質，通常少量存在於血液中，它在攝護腺的腺體組織中產生。目前還不清楚為什麼PSA值有所不同，但可能表示攝護腺組織中某些部位的活動。目前已知PSA值會隨著年齡增加，但不代表攝護腺有出現不規則反應。

受體（Receptors）

某些特定的分子，可以與細胞膜或細胞核中的這些蛋白質結合。受體可以接收來自細胞內部或外部的信號，當信號分子與受體結合時，受體便可啟動細胞反應。內源性物質（如神經傳遞物、賀爾蒙和細胞激素）和外源性物質（如抗原和費洛蒙）都可以引起這類細胞的反應。

呼吸速率（Respiratory rate）

這是你一分鐘呼吸的次數。從你開始吸氣到結束吐氣，就算一次呼吸。

交感神經系統（Sympathetic nervous system）

這部分的神經系統與行動有關，被稱為人體的「油門」。當這個系統處於主導地位時，那麼我們就是在「打」或「逃」模式。我們呼吸加快、消化系統暫時停止工作，心率也會增加。

端粒（Telomeres）

端粒是染色體末端的一段DNA，每次細胞分裂時，它就變得更短。端粒保護DNA，分裂五十次或六十次後，由於端粒太短，細胞就不能再分裂。

轉錄因子（Transcription factors）

轉錄因子是一種蛋白質，結合基因的啟動子（promoter），控制轉錄的速度。

延伸閱讀

在本書中，我們已經盡可能涵蓋完整的資訊，你可以從我們給你的資訊和技巧開始。若想要進一步了解，以下是一些參考網站和書籍。

網站

www.wimhofmethod.com

收集了所有關於冰人呼吸法的最新科學研究，你也可以在此找到霍夫的教學課程、工作坊和預定行程。

在這裡，你可以找到十週的線上課程，一步步詳細引導你學習ＷＨＭ，另有關於霍夫呼吸練習和冷訓練的影片和指引。十週期間內，你都可以針對自己的體驗提出問題。

www.sportrusten.nl（目前僅有荷蘭文）

你可以在此看到一些資訊，關於呼吸與放鬆的呼吸練習，還有一個簡單的測試，檢視你呼吸的頻率。

書籍

Healing without Freud or Prozac, David Servan-Schreiber（Rodale, 2011）

Verademing, Bram Bakker and Koen the Jong（Uitgeverij Lucht 2009）（荷蘭文）

Yoga, Immortality and Freedom, Mircea Eliade（Bollingen- Princeton 1958）

De parasympaticus, in relatie met stress, geestelijke en lichamelijke ziekten, Pieter Langendijk and Agnes van Enkhuizen（Ankh Hermes 1989）（荷蘭文）

A Life Worth Breathing, Max Strom（Skyhorse, 2010）

Teach Us To Sit Still, Tim Parks（Vintage Books, 2011）

謝詞

文恩・霍夫——

我應該感謝誰呢？基本上是所有人。感謝來自於我們的內心深處，它是一股力量，讓我們與膚淺有所區隔。我的訊息能夠傳遍全世界，這真是個奇蹟。它非常簡單，同時卻又非常、非常強大。只要相信自己，大自然就會感謝你和你的同伴、所有人，以及我們這美麗的星球。

我要特別感謝這一路支持我的人，與他們一起，我們就更加能抵禦疾病，以及無力感帶來的冰冷。

庫帝永——

首先，我想要感謝所有接受採訪的人，讓我能撰寫本書，尤其是馬克・伯斯、馬利安・派伯、馬錫斯・史東、李查迪雷斯與傑克・艾格伯特，誠實坦率的分享了他們的故事。韓馮丹貝爾的故事並未收錄在本書中，但我還是想要感謝他的積極熱忱。

同時，我也要特別感謝皮耶・卡培爾教授所付出的時間與耐心，他為冰人呼吸法背後科學那章，做出了許多貢獻。我們在早晨會議中的討論都非常翔實，而我們與勒內・古德（René Gude）共度的晚間時光，也十分珍貴且富有知識性。

另外，要感謝史丹馮德波爾，因為她的牽線，我才能與卡培爾教授接觸，如果沒有她，我絕對無法認識卡培爾教授，我也感謝她對呼吸章節所做的貢獻。以南・霍夫，謝謝你的咖啡和美好的波蘭之旅，請繼續維持你手邊的好工作。

最後，我想感謝以下這些人，為本書提供的合作和貢獻：巴特・波克（Bart Pronk）、羅伯特・許瑞德（Robert Schraders）在我車子報廢時幫忙我、洛伯凡烏本（Rob van Eupen）、布恩・巴克、醫學博士吉爾特・鮑烏傑、琳達・柯曼（Linda Koeman）、馬坦蒂永（Maarten de Jong）、馬克・祖爾豪（Mark Zuurhout）、伊莎貝爾・霍夫，她已經解釋過這個方法，以及我的部落格老師凱蒂・琪利安（Kitty Kilian）。

還有兩百四十一人中的其中三位：寶琳・歐福林（Pauline Overeem）、帕爾登拉馬・歐福林（Palden Lama Overeem）和馬林顧索・歐福林（Marin Koenszoon Overeem）。

免責聲明

對於遵循本書內容說明時，可能發生的任何傷害，本書作者和出版社均不承擔任何責任。本書當中描述的各種活動，無論生理與其他方面之活動，皆僅用於提供資訊之目的，這些活動對某些人而言可能過於費力或危險，因此讀者在實際操作之前，必須諮詢專業醫師。

本書內容僅用於資訊和教育目的，不應視為醫療建議、診斷或治療。針對本出版物中包含的資訊，讀者不應當忽視個人可能存在的任何生理症狀，也不該延遲尋求醫療建議，並應當尋求醫療保健專業人員的協助。

國家圖書館出版品預行編目（CIP）資料

冰人呼吸法：身體變暖的反常識，肌力變勁爆、不感冒、遠離高血壓和糖尿病。醫學證實、運動員紛紛仿效／文恩・霍夫（Wim Hof），庫帝永（Koen de Jong）著；吳宜蓁譯.
-- 臺北市：大是文化，2025.06
240面；17×23公分. --（EASY；135）
譯自：The Way of The Iceman
ISBN 978-626-7648-44-5（平裝）

1. CST：呼吸法 2. CST：健康法

411.12 114003479

EASY 135

冰人呼吸法

身體變暖的反常識，肌力變勁爆、不感冒、遠離高血壓和糖尿病。醫學證實、運動員紛紛仿效

（原版書名：冰人呼吸法，我再也不生病）

作　　者／文恩・霍夫（Wim Hof）、庫帝永（Koen de Jong）
譯　　者／吳宜蓁
副 主 編／蕭麗娟
副總編輯／顏惠君
總 編 輯／吳依瑋
發 行 人／徐仲秋
會 計 部｜主辦會計／許鳳雪、助理／李秀娟
版 權 部｜郝麗珍、主任／劉宗德
行銷業務部｜業務經理／留婉茹、專員／馬絮盈、助理／連玉
行銷企劃／黃于晴、美術設計／林祐豐
行銷、業務與網路書店總監／林裕安
總 經 理／陳絜吾

出 版 者／大是文化有限公司
臺北市 100 衡陽路 7 號 8 樓
編輯部電話：（02）23757911
購書相關資訊請洽：（02）23757911 分機 122
24 小時讀者服務傳真：（02）23756999
讀者服務 E-mail：dscsms28@gmail.com
郵政劃撥帳號：19983366　戶名：大是文化有限公司

香港發行／豐達出版發行有限公司 Rich Publishing & Distribution Ltd
香港柴灣永泰道 70 號柴灣工業城第 2 期 1805 室
Unit 1805, Ph.2, Chai Wan Ind City, 70 Wing Tai Rd, Chai Wan, Hong Kong
Tel：2172-6513　Fax：2172-4355
E-mail：cary@subseasy.com.hk

封面設計／林雯瑛
內頁排版／黃淑華
印　　刷／緯峰印刷股份有限公司
出版日期／2025年6月二版
定　　價／新臺幣420元　（缺頁或裝訂錯誤的書，請寄回更換）
I S B N／978-626-7648-44-5
電 子 書ISBN／9786267648407（PDF）
9786267648414（EPUB）
Printed in Taiwan